C000062318

1 MONTH OF
FREE
READING

at
www.ForgottenBooks.com

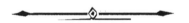

By purchasing this book you are eligible for one month membership to ForgottenBooks.com, giving you unlimited access to our entire collection of over 1,000,000 titles via our web site and mobile apps.

To claim your free month visit:

www.forgottenbooks.com/free976610

* Offer is valid for 45 days from date of purchase. Terms and conditions apply.

ISBN 978-0-260-85195-6
PIBN 10976610

This book is a reproduction of an important historical work. Forgotten Books uses
state-of-the-art technology to digitally reconstruct the work, preserving the original format
whilst repairing imperfections present in the aged copy. In rare cases, an imperfection in
the original, such as a blemish or missing page, may be replicated in our edition. We do,
however, repair the vast majority of imperfections successfully; any imperfections that
remain are intentionally left to preserve the state of such historical works.

Forgotten Books is a registered trademark of FB &c Ltd.
Copyright © 2018 FB &c Ltd.
FB &c Ltd, Dalton House, 60 Windsor Avenue, London, SW19 2RR.
Company number 08720141. Registered in England and Wales.

For support please visit www.forgottenbooks.com

ATLAS-MANUEL

DE

CHIRURGIE OCULAIRE

HAAB-MONTHUS. — Chirurgie oculaire.

Atlas-Manuel d'Anatomie pathologique par les Docteurs BOLLINGER et GOUGET, professeur agrégé a la Faculté de médecine de Paris. 1902, 1 vol. in-16 de 112 p., avec 137 pl. color. et 27 fig. Relié........... 20 fr

Atlas-Manuel des Bandages, par les Docteurs HOFFA et P. HALLOPEAU. 1900,1 vol. in-16 de 160 p. avec 128 pl. Relié.................. 14 fr.

Atlas-Manuel des Maladies de la Bouche, du Pharynx et des Fosses nasales, par les Docteurs L. GRUNWALD et G. LAURENS. 1903, 1 vol. in-16 de 197 p., avec 42 pl. color. et 41 ligures. Relié.............. 14 fr.

Atlas-Manuel des Maladies des Dents, par les Docteurs PREISWERK et CHOMPRET, dentiste des hôpitaux de Paris. 1905, 1 vol. in-16 de 366 p., avec 44 pl. color. et 163 fig. Relié.......................... 18 fr.

Atlas-Manuel de Chirurgie operatoire, par les Docteurs O. ZUCKERKANDL et A. MOUCHET, chef de clinique a la Faculté de médecine de Paris. 2ᵉ édition. 1900, 1 vol. in-16 de 436 p., avec 266 fig. et 24 pl. col. Relié. 16 fr.

Atlas-Manuel de Chirurgie orthopédique, par LUNING, SCHULTHESS et VILLEMIN. chirurgien des hôpitaux de Paris. 1902. 1 vol. in-16 de XXIV-348 p. avec 16 pl. coloriées et 250 fig. Relié.............. 16 fr.

Atlas-Manuel de Diagnostic clinique, par C. JAKOB et A. LÉTIENNE. 3ᵉ edit. 1901. 1 vol. in-16 de 396 p., avec 68 pl. et 86 fig. col. Relié. 15 fr.

Atlas-Manuel des Fractures et Luxations, par les Docteurs HELFERICH et P. DELBET, chef de clinique a la Faculté de Paris, 2ᵉ édition. 1901, 1 vol. in-16 de 448 pages, avec 68 pl. color. et 137 fig. Relié.. 20 fr.

Atlas-Manuel de Gynécologie, par les Docteurs O. SCHAEFFER et J. BOUGLÉ, chirurgien des hôpitaux de Paris. 1903, 1 vol. in-16 de 333 p., avec 90 planches coloriées et 72 figures. Relié.................. 20 fr.

Atlas-Manuel de Technique Gynécologique, par les Docteurs SCHAEFFER, P. SEGOND, professeur a la Faculté de médecine de Paris, et O. LENOIR. 1905, 1 vol. in-16 de 200 p., avec 26 pl. color. Relié........ 15 fr.

Atlas-Manuel d'Histologie, par les Docteurs J. SOBOTTA et P. MULON. 1903. 1 vol. in-16 de XVI-160 pages, avec 80 pl. col. Relié.......... 20 fr.

Atlas-Manuel d'Histologie pathologique, par les Docteurs DURCK et GOUGET. 1902, 1 vol. in-16, avec 420 pl. col. Relié............... 20 fr.

Atlas-Manuel des Maladies du Larynx, par les Docteurs L. GRUNWALD et CASTEX, chargé du cours de laryngologie a la Faculté de medecine de Paris. 1903, 2ᵉ edition. 1 vol. in-16 de 244 p., avec 44 pl. color. Relié 14 fr.

Atlas-Manuel des Maladies externes de l'Œil, par les Docteurs O. HAAB et A. TERSON. 2ᵉ édition. 1905, 1 vol. in-16, avec 48 pl. color. Relie.. 16 fr.

Atlas-Manuel des Maladies de l'Oreille, par BRUHL, POLITZER et G. LAURENS. 1902, 1 vol. in-16 de 395 p. avec 39 pl. col. et 88 fig. Relié 18 fr.

Atlas-Manuel des Maladies de la Peau, par les Docteurs MRACEK et L. HUDELO, médecin des hôpitaux de Paris. 2ᵉ édition. 1905, 1 vol. in-16 avec 102 planches, dont 63 coloriées. Relie..................... 24 fr.

Atlas-Manuel de Psychiatrie, par les Docteurs O. WEYGANDT et J. ROUBINOVITCH, médecin de la Salpétrière. 1904, 1 vol. in-16 de 643 pages avec 24 planches coloriees et 264 figures. Relié.................. 24 fr.

Atlas-Manuel de Médecine et de Chirurgie des Accidents, par les Docteurs GOLEBIEWSKI et P. RICHE, chirurgien des hôpitaux de Paris. 1903. 1 vol. in-16 de 496 pages avec 113 fig. et 40 pl. color. Relie.. 20 fr.

Atlas-Manuel de Médecine legale, par HOFMANN et Ch. VIBERT. 1900, 1 vol. in-16 de 168 p., avec 56 pl. color. et 193 fig. Relié.... 18 fr.

Atlas-Manuel d'Obstétrique, par les Docteurs SCHAEFFER et POTOCKI, agrégé a la Faculte de médecine. Préface de M. le professeur PINARD. 1901, 1 vol. in-16 avec 55 pl. color. 18 pl. noires et 18 fig. Relié... 20 fr.

Atlas-Manuel d'Ophtalmoscopie, par les Docteurs O. HAAB et A. TERSON. 3ᵉ édition. 1901, 1 vol. in-16 de 276 p., avec 88 pl. col. et 14 fig. Relié. 15 fr.

Atlas-Manuel du Système nerveux, par les Docteurs C. JAKOB, RÉMOND et CLAVELIER. 2ᵉ édition, 1900, 1 vol. in-16 de IX-364 pages, avec 84 planches coloriees et 23 ligures............................... 20 fr.

Atlas-Manuel des Maladies nerveuses, par les Docteurs SEIFFER et E. GASNE, médecin des hôpitaux de Paris, 1905. 1 vol. in-16 de 352 pages. avec 26 planches coloriees et 249 figures. Relié................ 20 fr.

Atlas-Manuel des Maladies vénériennes, par les Docteurs MRACEK et EMERY, chef de clinique de la Faculté de médecine. 2ᵉ édition. 1904, 1 vol. in-16 de 428 p., avec 71 planches coloriées et 12 en noir. Relie 20 fr.

Atlas-Manuel d'Anatomie topographique, par les Docteurs O. SCHULTZE et LECENE, prosecteur a la Faculte de medecine. 1905, 1 vol. gr. in-8 de 480 pages, avec 70 pl. col. et nombreuses fig. Cartonne. 24 fr.

Atlas d'Anatomie descriptive, par les Docteurs SOBOTTA et A. DESJARDINS. 1905, 6 vol. gr. in-8 de 1000 pages, avec 1500 figures coloriées et 150 planches coloriées. Cartonné......................... 20 fr.

Atlas de Microbiologie, par E. MACÉ, professeur a la Faculté de méde-

ATLAS-MANUEL

DE

CHIRURGIE OCULAIRE

PAR

O. HAAB

PROFESSEUR DE CLINIQUE OPHTALMOLOGIQUE
A L'UNIVERSITÉ DE ZURICH

ÉDITION FRANÇAISE

PAR

Le Dr A. MONTHUS

Chef de Laboratoire à la Clinique ophtalmologique
de la Faculté de médecine de Paris

Avec 30 planches chromolithographiées

CONTENANT **42** FIGURES COLORIÉES

ET **166** FIGURES DANS LE TEXTE

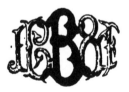

PARIS

LIBRAIRIE J.-B. BAILLIÈRE ET FILS

19, rue Hautefeuille, près du boulevard Saint-Germain

—

1905

Tous droits réservés

PRÉFACE

———

L'excellent accueil fait aux *Atlas-Manuels d'Ophtal-moscopie* et *des Maladies externes de l'œil* nous a engagé à entreprendre une édition française de l'*Atlas-Manuel de Chirurgie oculaire*.

L'ouvrage est divisé en deux parties.

Dans une première partie, on trouvera traitées les questions de l'anesthésie, toujours si actuelles, de l'asepsie et de l'antisepsie oculaires. Les pansements sont l'objet d'une étude détaillée. Quelques pages sont enfin consacrées à l'instrumentation.

Dans la deuxième partie, sont décrites les opérations. Les cataractes, avec leurs multiples variétés, y occupent une place importante.

Les chapitres suivants traitent de l'iridectomie, de

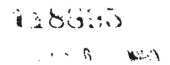

la sclérotomie, des opérations sur la cornée, la conjonctive, de l'extraction des corps étrangers. Puis viennent les opérations extra-bulbaires avec le strabisme, l'énucléation, l'exentération, enfin les interventions sur l'orbite avec l'opération de Krœnlein.

Les diverses méthodes pour le traitement du ptosis, de l'entropion et de l'ectropion sont ensuite successivement envisagées et l'ouvrage se termine par les interventions sur l'appareil lacrymal.

Nous avons reproduit, dans la plus grande partie de leurs détails, les procédés, parfois un peu multipliés, décrits par le professeur Haab.

Nous engageons vivement ceux qui débutent en chirurgie oculaire à s'attacher de préférence à l'étude d'un procédé qui sera leur procédé de choix. Toutefois il faut bien se pénétrer de l'idée, que, d'une façon générale, un procédé quelconque n'a rien de dogmatique, ni d'immuable et que, dans bien des cas, il est loisible à l'opérateur d'associer certains détails de procédés différents pour le plus grand succès de leur intervention et pour le plus grand bien de leurs opérés.

Chemin faisant, en nous inspirant des travaux et de l'enseignement de nos maîtres de l'Ecole ophtalmologique française, les professenrs Panas et De Lapersonne, nous avons fait un certain nombre

d'additions ou de remarques qui figurent entre crochets [ ].

Ces additions portent en particulier sur l'emploi de
la stovaïne, la résection du sympathique, la kératectomie combinée, la chirurgie du sinus frontal, l'ablation des glandes lacrymales, l'exentération ignée,
quelques procédés pour le trichiasis et le ptosis, etc...

Les manœuvres si délicates et si méticuleuses de la
chirurgie oculaire nécessitent une habileté manuelle
toute spéciale. Pour l'acquérir, le débutant ne doit
pas craindre de s'exercer longuement sur le cadavre
ou sur les yeux d'animaux. L'œil du porc fraîchement énucléé, monté sur l'ophtalmofantôme, constitue
un excellent sujet d'étude pour les opérations portant
sur le globe, en particulier pour la taille du lambeau
dans la cataracte.

Pour toutes les principales opérations, de nombreuses planches en noir représentent les divers instruments nécessaires, des figures dans le texte donnent
les détails de technique opératoire (lignes d'incision),
enfin de très remarquables planches en couleur repro-
duisent les temps opératoires. Ces planches, très
claires, d'une scrupuleuse exactitude, faciliteront beaucoup la compréhension des descriptions.

Conçu dans un esprit essentiellement pratique,
comme les précédents volumes de Haab, l'*Atlas-Ma-*

nuel de Chirurgie oculaire complète donc utilement l'*Atlas-Manuel d'Ophtalmoscopie* et l'*Atlas-Manuel des Maladies externes de l'œil*. Ces trois ouvrages ensemble forment un traité pratique des maladies des yeux, magnifiquement illustré.

A. Monthus

Mars 1905.

ATLAS-MANUEL

DE

CHIRURGIE OCULAIRE

I. — CONSIDÉRATIONS GÉNÉRALES

Le succès d'une opération oculaire, en particulier de la cataracte ou du glaucome, n'intéresse pas seulement l'œil opéré, mais aussi l'autre œil ; toutes les opérations comportant l'ouverture du bulbe peuvent en effet exposer à l'ophtalmie sympathique. On voit quelle responsabilité peut entraîner une opération oculaire, la cécité étant aussi terrible et quelquefois pire que la mort.

L'intervention exige de l'opérateur un calme absolu, beaucoup de réflexion et d'expérience sous peine de graves mécomptes. Le concours d'un aide instruit et sûr est de la plus grande utilité. Le succès opératoire dépend aussi en partie de la conduite de l'opéré qui peut faire échouer les plans opératoires les mieux conçus.

L'opérateur ne doit pas limiter son regard au point où il porte ses instruments, il doit surveiller tout son champ opératoire.

Les soins consécutifs et la médication jouent un rôle important dans le résultat définitif. Sans doute on a tout avantage à traiter ses malades dans des locaux entièrement destinés à cet usage ; cependant, en surveillant avec grand soin les opérés, depuis l'opération jusqu'à leur guérison, on peut obtenir des résultats remarquables même dans un milieu qui paraît peu favorable.

HAAB-MONTHUS. — Chirurgie oculaire.

1. — SALLES D'OPÉRATION

Je suis de plus en plus convaincu de la nécessité de placer tout près de la salle d'opération les chambres pour les opérés de cataracte, afin de faciliter leur transport au lit. Je considère comme très préjudiciable aux malades la pratique, devenue assez rare, qui consiste à laisser des opérés de cataracte ou de glaucome regagner eux-mêmes leur lit.

En effet il est de toute importance que les plaies intéressant le globe puissent s'agglutiner dans les 24 premières heures après l'opération, ce fait impose la nécessité d'une immobilité aussi complète que possible dès le début.

Il n'est pas nécessaire que la chambre des opérés de cataracte soit *obscure*. Il suffit que des stores appropriés les préservent d'une lumière trop vive qui serait désagréable même pour un œil sain. On veillera à ce que l'aération en soit parfaite car on a souvent affaire à des malades âgés dont l'appareil respiratoire est très délicat.

Pour assurer le repos complet aux opérés de cataracte et de glaucome pendant les premiers temps après l'opération, on peut leur mettre dans la main une sonnette. En prenant cette précaution, on les débarrasse d'une anxiété pénible, capable de jouer un rôle dans l'apparition du *délire post-opératoire*, surtout avec l'emploi du pansement binoculaire. D'ailleurs, dès que les malades manifestent des phénomènes d'agitation, on doit laisser leurs yeux découverts, en protégeant simplement l'œil opéré par un treillis métallique.

Eclairage. — L'installation de la salle d'opération et son éclairage ne diffèrent pas des règles qui président à l'installation d'une salle d'opération en général. On peut seulement se demander si la peinture des salles doit être claire, comme on le fait dans les nouvelles installations hospitalières, ou mieux, sombre avec éclairage latéral et limité pour éviter les reflets sur la cornée. Snellen recommande, pour les murs, le plancher et le plafond de la salle, une peinture sombre noire mate. J'ai voulu vérifier cette opinion, en utilisant, pour opérer, une chambre noire qui me servait pour l'examen ophtalmoscopique.

Il est incontestable que cette disposition est très favorable pour les opérations où le reflet cornéen peut causer une grande gêne et où l'opérateur doit utiliser le maximum d'acuité visuelle.

Un certain nombre de nos opérations réclament le même éclairage qu'en chirurgie générale ; c'est en particulier celles qui portent sur les annexes de l'œil, (autoplasties, extirpation du sac, opération de Krönlein, etc.).

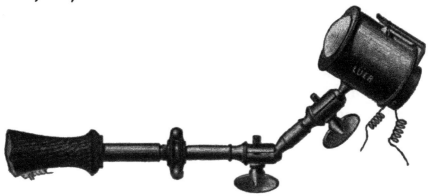

Fig. 1. — Photophore électrique à manche.

J'ai recours, depuis quelques années, à la *lumière électrique*, lorsque j'ai besoin d'une excellente lumière. J'emploie une lampe, enfermée dans un tube métallique muni d'une forte lentille convexe, alimentée par un accumulateur transportable ; je la fais placer du côté où le reflet cornéen ne me gêne pas. Pour cet usage, on a besoin d'un aide attentif, car la lampe devient rapidement chaude et son voisinage du visage de l'opéré peut provoquer des mouvements, susceptibles de compromettre le résultat opératoire. On emploie. à l'Hôtel-Dieu de Paris, le photophore électrique à manche (fig. 1). Le miroir frontal de Czermak est préférable pour certaines opérations.

Je ne pourrais plus me passer d'éclairage artificiel pour les cataractes secondaires et les cas difficiles de cataracte. Lorsque je ne puis employer la lumière électrique, je me sers, dans une chambre obscure, d'une lampe à gaz ou à pétrole, en concentrant la lumière sur le champ opératoire avec une forte lentille convexe. C'est ce que je faisais d'ailleurs depuis plusieurs années, avant l'emploi de la lumière électrique.

Pour beaucoup d'opérations oculaires et surtout pour les plus délicates, on doit apporter tous ses soins à cette question de l'éclairage et ne pas la négliger, quelles que soient les conditions dans lesquelles on se trouve. Voici un exemple qui servira à bien montrer son utilité : il n'est pas rare, au cours de l'opération de la cataracte, de voir, après la discission, les masses cristalliniennes sortir en abondance, laissant après elles un noyau petit, dont l'extraction peut être quelquefois plus difficile que s'il était volumineux. En effet, il peut basculer autour de son axe et, sous l'influence des pressions, passer en arrière de la plaie et remonter derrière le corps ciliaire (subluxation, où il devient presque impossible de le déloger.

Avec un bon éclairage, dès qu'on s'aperçoit de cette tendance fâcheuse du noyau, on peut y parer en le repoussant en bas avec le kystitome et en l'énucléant par une pression brusque, lorsque son bord supérieur affleure la plaie.

Tables d'opération. — J'attache aussi une grande importance à ce que la table d'opération puisse basculer pour abaisser la tête, s'il survient une alerte pendant l'anesthésie générale. La table d'opération sera construite au gré de l'opérateur. Les tables métalliques sans coussin sont les plus faciles à nettoyer et à entretenir, par conséquent les plus recommandables. Mais leur dureté et leur aspect constituent un désagrément pour les malades, aussi, ai-je l'habitude d'opérer beaucoup de patients dans leur lit. Cependant, je n'irai pas jusqu'à pratiquer ainsi les opérations qui nécessitent l'anesthésie générale, à moins de circonstances exceptionnelles.

2. — ANESTHÉSIE

1° ANESTHÉSIE GÉNÉRALE

L'anesthésie générale doit être employée, à mon avis, le moins souvent possible, que l'on se serve de chloroforme, d'éther, de bromure ou de chlorure d'éthyle. Tous ces anesthésiques sont dangereux, surtout le chloroforme et l'éther, ce dernier moins que le premier.

Anesthésie par le chloroforme. — Le chloroforme notamment peut, chez certains malades, sans qu'on puisse le prévoir, amener la mort subite, même au début de la narcose.

Ce qui rend l'anesthésie plus dangereuse dans les opérations oculaires, c'est que l'œil perd sa sensibilité très tard. Un chirurgien peut déjà opérer sur le tronc ou sur les membres, alors que nous ne pouvons songer à commencer nos opérations, si nous voulons les faire lorsque l'anesthésie est complète. C'est pourquoi, quelques ophtalmologistes opèrent dans la demi-narcose. D'après mes observations, l'emploi de l'éther n'est pas moins dangereux, lorsqu'on veut obtenir une anesthésie complète.

J'ai vu souvent des cas de collapsus cardiaque, au cours de l'anesthésie par le chloroforme, survenir quelquefois, alors que les patients sont à demi éveillés. On n'en vient à bout qu'après des manœuvres pénibles et prolongées. Aussi je fais, pendant assez longtemps après l'opération, surveiller le pouls et la respiration de mes malades.

Pour combattre le collapsus au cours de l'anesthésie,
on aura recours aux manœuvres suivantes :

1° Renversement de la tête et du thorax,

2° Tractions rythmées de la langue ;

3° Respiration artificielle ;

4° Massage de la région précordiale par des pressions
rythmiques suffisamment fortes.

J'y joins volontiers les injections d'huile camphrée.

Dans quelques cas graves de collapsus cardiaque, j'ai
vu l'inversion aussi complète que possible du malade
(tête en bas) produire de bons résultats.

J'ai connaissance de faits très malheureux, où la narcose
chloroformique a entraîné la mort de jeunes sujets, pour
une simple opération de strabisme, aussi suis-je toujours
d'avis, comme je l'ai publié, qu'on ne devrait pas, pour
une opération aussi minime que celle du strabisme, employer l'anesthésie générale. Après ma publication, j'ai
consenti une fois à opérer une jeune fille, pour une opération de strabisme complexe (ténotomie et avancement) avec anesthésie générale. Il s'en est fallu de bien
peu que la jeune fille ne mourût. L'aspect de la malade
était cependant florissant, le cœur normal ainsi que l'appareil respiratoire ; il survint néanmoins un collapsus cardiaque, qui nécessita des manœuvres prolongées pendant
une heure.

En règle générale, je n'entreprends jamais une anesthésie
complète, sans avoir près de moi au moins deux aides
pour assurer les manœuvres, en cas d'alerte, d'une façon
précise, rapide et prolongée.

[Cette crainte de l'anesthésie chloroformique paraît
excessive. Mon regretté maître Panas était un fervent
partisan du chloroforme. A l'Hôtel-Dieu, dans le service
du professeur De Lapersonne, on a recours très largement à cet anesthésique général. On n'y a jamais observé d'accidents sérieux, à peine quelques alertes, vite

dissipées. Le chloroforme employé pour l'anesthésie doit être pur et fraîchement préparé ; son administration confiée à un aide attentif ayant l'habitude de la chloroformisation.

« Le chloroforme pur et bien donné ne tue jamais », a dit Sedillot. On doit éviter toute brutalité dans la chloroformisation ; l'aide chargé du chloroforme doit prêter une attention incessante à son malade, il doit l'*entendre respirer* (Panas, Berger). Il est souvent très utile de relever la mâchoire inférieure. En cas d'alerte, la *respiration artificielle* reste de beaucoup le meilleur et le plus sûr procédé.]

Anesthésie par l'éther. — On a recommandé dans ces derniers temps pour des opérations courtes, l'éther à petite dose (10 à 15 inspirations).

Anesthésie par le bromure d'éthyle. — J'avais considéré le bromure d'éthyle comme très commode, à cause de son action courte et rapide, je l'employais couramment. Une personne qui me touche de près, à la suite d'une anesthésie par le bromure d'éthyle, pour une extraction dentaire à laquelle j'assistais, a présenté, pendant un jour et demi, un collapsus cardiaque tel que le pouls était imperceptible par instants.

Il s'agissait probablement d'une idiosyncrasie toute spéciale pour le bromure d'éthyle.

Anesthésie par le chlorure d'éthyle. — [Le chlorure d'éthyle est susceptible de rendre d'assez grands services en ophtalmologie (Fromaget, etc.) L'administration de cet anesthésique est des plus simples. Point n'est besoin d'avoir recours aux appareils plus ou moins compliqués, imaginés à cet effet (appareils de Bengué, de Guilmath, etc.). Une simple compresse, doublée d'une feuille de papier disposée à la façon d'un cornet, constitue l'appareil le plus pratique. L'anesthésie survient rapidement en 15 à 20 secondes, mais sa durée est courte : 1 à 3 minutes.

Cette anesthésie peut suffire lors d'opérations très courtes (ouverture d'un phlegmon du sac, d'un abcès des paupières, ténotomie, opération de Sæmisch, iridectomie, etc.).]

2° ANESTHÉSIE LOCALE

Anesthésie par la cocaïne. — Dans les petites interventions sur la conjonctive et la cornée, l'instillation de quelques gouttes de cocaïne à 2 ou 5 0/0 est suffisante. Pour une excision de l'iris, il faut instiller une solution à 5 0/0 pendant 15 minutes toutes les 3 minutes. On maintient l'œil bien fermé après chaque instillation, pour éviter le dépoli de la cornée. Lorsque l'iris est enflammé, cette longue instillation peut même être insuffisante.

Dans l'opération du strabisme, pour opérer avec anesthésie complète, il est nécessaire d'injecter quelques gouttes d'une solution de 3 à 5 0/0 sous la conjonctive, au lieu où l'on va pratiquer la section ou l'avancement. Il est nécessaire d'attendre 5 minutes après l'injection avant d'opérer ; on se trouve bien de pratiquer un léger massage avec la paupière, pour faire diffuser la solution.

J'ai pratiqué depuis 1886 les injections sous-conjonctivales de cocaïne, dans 100 cas d'opérations de strabisme, sans jamais constater aucun accident. Tout au plus, peut-on observer chez certaines personnes quelques vomissements. La petite quantité de cocaïne injectée permet de pratiquer sans douleur l'avancement et la ténotomie.

[Chez des sujets très sensibles ou pusillanimes, on est bien souvent obligé de recourir à l'anesthésie générale.]

La cocaïne, comme on le sait, employée à dose trop élevée, peut être dangereuse. On ne devrait, en aucun cas, employer plus de 0 gr. 05 en totalité pour une opération, surtout dans le voisinage de la tête. On se souviendra des cas malheureux qui survinrent au début de l'emploi de la cocaïne, alors qu'on en connaissait trop peu les dangers.

[A l'Hôtel-Dieu de Paris, on emploie la solution de cocaïne à 1 0/0 pour les injections et à 2 ou 4 0/0 pour les instillations ; il n'y a aucun intérêt à dépasser ce titre. D'après le professeur Reclus (1), il serait même suffisant d'utiliser, pour les injections, une solution de chlorhydrate de cocaïne à 0,50 0/0.

Pour l'emploi de la cocaïne, on se conformera aux règles que cet auteur a formulées :

1° Anesthésier couche par couche les tissus que doit traverser l'instrument tranchant ;

2° Pratiquer toujours l'anesthésie par la cocaïne sur le malade *couché*, jamais debout, ni assis ;

3° Laisser le malade étendu pendant quelque temps après l'opération.

La solution de cocaïne peut être portée à l'autoclave à la température de 115° ou 120°, sans s'altérer.

On admet, à tort généralement, que la solution de cocaïne est absolument sans effet sur les tissus enflammés. Même en ce cas, on peut obtenir d'excellents effets anesthésiques ; l'analgésie est seulement moins profonde.]

Je pratique aussi depuis longtemps l'anesthésie à la cocaïne pour l'énucléation, dans les cas appropriés, c'est-à-dire ceux dans lesquels il n'y a point d'adhérences avec la capsule de Tenon et où il n'existe pas d'inflammation vive. Je commence par faire une injection au niveau de l'insertion des 4 muscles droits et, après section des tendons, je pousse une certaine quantité de l'injection au pôle postérieur de l'œil, en me servant d'une seringue à canule recourbée. J'emploie un faible mélange de cocaïne-eucaïne dont on peut injecter une assez grande quantité

_____

(1) Reclus, Anesthésie localisée par la cocaïne, 1903.

susceptible de produire de l'anesthésie d'infiltration (1).
Ce procédé est meilleur et moins dangereux, surtout
si l'on réussit à faire pénétrer l'injection dans l'espace de
Tenon. On doit attendre 5 minutes environ avant d'opérer.

Snellen recommande, pour énucléer les yeux douloureux, d'injecter de la cocaïne à travers la sclérotique, dans
le corps vitré : on obtient ainsi une grande diminution de
la sensibilité et, dans les yeux mous, par exemple à la
suite de cyclite, ce procédé, en élevant la tension de l'œil,
facilite l'énucléation.

Pour l'ablation du sac, il est indiqué de se servir de
cette même injection (mélange de cocaïne-eucaïne), s'il
n'y a pas d'inflammation aiguë. L'injection doit être faite
lentement et en quantité suffisante.

L'anesthésie locale est plus difficile dans les cas de
glaucome aigu ou dans les inflammations de l'œil pour
lesquelles est indiquée l'iridectomie. Dans ces cas, en
effet, l'iris est très sensible, et l'injection de cocaïne sous
la conjonctive, au voisinage du point où la pique doit
pénétrer dans la chambre antérieure, ne suffit pas toujours
à rendre indolores le pincement et la section de l'iris.

Je me sers dans ces cas de petits cristaux de cocaïne
pure que j'introduis dans la chambre antérieure. J'en ai
aussi obtenu de bons résultats pour l'anesthésie de la
conjonctive.

Adrénaline. — Tout récemment, la cocaïne a trouvé un
auxiliaire dans l'extrait de capsules surrénales dont le

---

(1) Solution :

Eucaïne β	} āā 0 gr. 05
Cocaïne	
Alcool absolu	4 —
Eau distillée	16 —

On prend 2 parties de cette solution pour 8 parties d'eau fraîchement bouillie ou stérilisée et on mélange.

principe actif a pour propriété de produire très rapidement de la constriction vasculaire des muqueuses.

Cette substance, isolée par Takamine, est livrée dans le commerce sous le nom d'adrénaline.

Quelques gouttes, instillées à quelques minutes d'intervalle, amènent une disparition complète ou partielle de la rougeur, sur l'œil le plus enflammé et le plus hyperémié. L'adrénaline favorise l'action de la cocaïne.

L'adrénaline est, à mon avis, excellente pour l'*hémostase*. La richesse vasculaire des paupières et des régions voisines occasionne souvent une hémorragie persistante et très gênante. J'ai pu constater qu'en mélangeant à la solution de cocaïne-eucaïne 1 à 2 gouttes de solution-d'adrénaline, on observe, en règle générale, une très notable diminution de l'hémorragie, en particulier de l'hémorragie des capillaires. On peut réussir souvent à produire une hémostase presque absolue, dans l'opération de l'ectropion de Kuhnt. Il est prudent de s'en tenir, pour l'adrénaline, à la dose minima qui produit l'effet désiré. J'emploie habituellement la solution de Takamine, à laquelle je mélange plus ou moins d'une solution de cocaïne à 1 ou 2 0/0.

Dans les opérations sur les paupières, les opérations plastiques, l'extirpation du sac, lorsque l'hémorragie capillaire est abondante, on se trouve bien de l'emploi de tampons imbibés de cocaïne-adrénaline.

Anesthésie par la stovaïne. — [Mon Maître, le professeur De Lapersonne, a expérimenté dans son service de l'Hôtel-Dieu la *stovaïne*, ce nouvel anesthésique local présenté par Billon à l'Académie de médecine, le 29 mars 1904, et isolé par Fourneau. La stovaïne est un produit d'une stabilité parfaite qui s'emploie de la même façon que la cocaïne et peut se substituer à cette dernière. Voici les conclusions du professeur De Lapersonne (1) :

(1) De Lapersonne, Un nouvel anesthésique local, *Presse médicale*, 13 avril 1904.

« La stovaïne est appelée à rendre de très réels services
en chirurgie oculaire. Sa faible toxicité permet de l'employer plus largement que la cocaïne. En injections
sous-cutanées ou sous-conjonctivales, l'insensibilité est
complète en moins d'une minute et dure très largement le
temps nécessaire pour une opération. »]

3. — STÉRILISATION

1° ANTISEPSIE ET ASEPSIE

La pratique de la stérilisation, de l'antisepsie et de
l'asepsie est, pour l'oculiste, une obligation de premier
ordre.

Avec cette réserve d'une délicatesse plus grande de l'or-
gane, les mêmes méthodes, employées en chirurgie générale, servent en chirurgie oculaire, pour combattre les
microorganismes qui peuvent entraver la guérison. Il
ne faut pas toutefois se borner à l'asepsie de la salle d'opération, à la stérilisation des instruments et négliger les particularités de la région opératoire.

On ne peut assimiler entièrement les opérations oculaires
aux opérations de la chirurgie générale. L'oculiste en effet
n'est jamais sûr d'opérer sur un champ stérile, quelles que
soient les précautions prises.

Autrefois, à l'époque où on ignorait l'antisepsie, l'asepsie,
et même la simple propreté opératoire, un grand nombre
d'opérations oculaires se terminaient toutefois par la guérison. Mais, sur 100 opérations de cataracte, on avait de
20 à 30 insuccès à la suite d'infections suppuratives ou non.

Il faut reconnaître cependant que la plus scrupuleuse
propreté, l'observation rigoureuse de toutes les règles de
la stérilisation et de l'asepsie ne permettent pas de garantir
un succès absolu. Grâce aux perfectionnements des tech-

niques opératoires, nous sommes arrivés à réduire de 20 ou 30 0/0 à 1 ou 2 0/0 la part des insuccès dans les opérations de cataracte, mais nous n'avons pu jusqu'à ce jour amener ce pourcentage à 0, but rêvé de tout opérateur.

On pourrait croire à l'absence d'insuccès dans les opérations de cataracte, si l'on s'en rapportait aux communications qui abondent dans la littérature moderne. On peut expliquer en partie ainsi cet optimisme : un opérateur peut très bien opérer une série de 100 ou 200 cataractes sans insuccès, et obtenir ainsi une statistique parfaite. Une série de 100 à 200 opérations, sans accident, prouve peu de chose, puisque Horner a obtenu des résultats semblables, avec la simple propreté. Des chiffres très élevés donnent seuls des résultats rigoureux.

Il était conforme aux conceptions passées de voir de Graefe attribuer une grande importance pour la guérison à la grandeur et au siège du lambeau de la cataracte. On avait en effet observé qu'une petite ponction de la cornée (paracentèse) s'accompagnait rarement d'accidents septiques, peu fréquents également lorsqu'on faisait une section un peu plus grande, pour enlever une portion d'iris (iridectomie). Ces accidents, au contraire, n'étaient pas rares dans une intervention plus notable comme la cataracte, où la section est 3 ou 4 fois plus grande que dans l'iridectomie. Aussi, avait-on tendance à incriminer la grandeur de l'incision cornéenne, dans le développement des accidents inflammatoires.

De Graefe s'efforçait, à juste titre, de réduire autant que possible son lambeau. Il cherchait aussi, avec non moins de raison, à façonner son incision de manière à permettre une occlusion et un accolement aussi parfaits que possible de la plaie. Il en avait fait le point capital pour la guérison, ce que nous comprenons très bien encore maintenant. Nous verrons, par la suite, toute l'importance d'une rapide et complète coaptation, pour la guérison définitive.

J'attribue à la coaptation rapide les résultats meilleurs obtenus par l'incision linéaire de de Graefe. Ces résultats étaient supérieurs à ceux fournis par l'opération antérieure avec grand lambeau.

- Avant que Lister ait indiqué sa méthode, quelques chirurgiens s'étaient efforcés d'améliorer le traitement des plaies par une propreté aussi rigoureuse que possible. Les oculistes aussi s'engagèrent dans cette voie. Parmi eux, nous devons signaler principalement Horner, dont une statistique de 1088 cataractes ramène le pourcentage des cas défavorables à 2, 67 0/0. Sur 737 cas de cataractes simples opérées de 1870 à 1880, le pourcentage des insuccès n'est même plus que de 1,6 0/0. De 1877 à 1880, la propreté devenait de plus en plus rigoureuse.

Depuis ma première opération, j'ai suivi la méthode de Lister avec les modifications dues à la vulnérabilité spéciale de l'œil.

[Rappelons que c'est à l'instigation de Lucas-Championnière que la méthode de Lister entra dans la pratique des chirurgiens français. Cet auteur a fait connaître tout d'abord les heureux résultats de l'antisepsie appliquée à l'énucléation de l'œil.]

- Par des expérimentations sur l'action de l'acide phénique sur l'œil des animaux, je m'aperçus que la cornée supportait mal une solution à 3 0/0 et encore moins à 5 0/0, surtout si l'irrigation était faite avec force. J'eus alors recours, pour nettoyer le cul-de-sac conjonctival, à une solution d'acide salicylique. Depuis 1887, j'ai donné la préférence au sublimé à 1/5000, et dans les cas suspects à 1/1000. C'est cette solution que j'emploie encore maintenant.

[Panas a recommandé la solution de biiodure d'hydrargyre, qu'il considère comme supérieure aux autres substances généralement employées.

Voici sa formule:

Biiodure d'hydrargyre.	0 gr. 05
Alcool	16 —
Eau distillée stérilisée	1000 —

On peut aussi se servir pour l'antisepsie oculaire .de la solution de cyanure d'hydrargyre :

Cyanure d'hydrargyre	0 gr. 05
Eau distillée stérilisée ou bouillie .	500 —]

Le pansement de Lister étant inutilisable pour l'œil, à cause de sa raideur, j'employai dès le début le pansement salicylé humide, comme le faisait Horner pour les inflammations à tendance suppurative. La ouate imbibée de solution salicylée à 3/1000 était placée sur l'œil et maintenue humide grâce à des affusions de la même solution.

Avant de procéder à l'opération de la cataracte, je pratique une injection dans les voies lacrymales, pour m'assurer qu'il n'existe pas un catarrhe du sac, consécutif à un rétrécissement plus ou moins serré.

Il est, en effet, de notion courante depuis 30 ans, que la source la plus fréquente d'une inflammation suppurative de l'œil réside dans le sac lacrymal. Lorsque le liquide injecté ne s'écoule pas ou ne ressort pas clair, j'institue un traitement approprié.

Grâce aux méthodes antiseptiques, les cas de cyclites chroniques et d'iritis sont devenus plus rares.

Les travaux d'Hildebrandt, de Bernheim et Marthen Schmidt-Rimpler, Weeks, Terson, Morax, etc., ont montré qu'il existait des microbes pathogènes dans les culs-de-sac conjonctivaux, surtout chez les sujets qui souffraient de catarrhe suppuré du sac lacrymal ou de conjonctivite. Ils ont aussi montré comment on devait s'y prendre, pour réaliser l'antisepsie oculaire après ces infections. Les recherches de Gayet nous avaient appris que

les lavages de la conjonctive, avant l'opération de la cataracte, avec du sublimé à 1/6000 ou avec l'acide borique,
laissaient subsister une foule de germes, décelables par l'ensemencement.

Malgré ces cultures positives, la guérison ne s'en pro-
duisait pas moins souvent sans à-coup. Au 7° congrès international ophtalmologique, à Heidelberg, Sattler et
E. Meyer, dans leur communication, affirmaient avoir obtenu l'asepsie du sac conjonctival par l'antisepsie. Chibret,
au même congrès, déclarait n'avoir pu obtenir ce résultat.

Il m'apparut alors très important d'être fixé, par des
ensemencements appropriés, sur la façon dont se comportaient différentes espèces microbiennes, avant et après
le nettoyage, dans le cul-de-sac conjonctival comme au
niveau du bord des paupières. Un certain nombre d'ensemencements provenant d'yeux humains préalablement
infectés par du staphylocoque virulent furent pratiqués.
On chercha ensuite, par tous les moyens antiseptiques
possibles, à se débarrasser de ces germes. Le résultat fut,
qu'avec les méthodes antiseptiques connues à cette époque,
on ne pouvait arriver à débarrasser complètement des
germes la conjonctive ou le bord palpébral. On constata
habituellement une diminution du nombre des microbes
et souvent leur mauvais développement après le nettoyage.
Bernheim trouva que le simple nettoyage mécanique, en
employant par exemple la solution physiologique stérilisée
de sel marin, entraînait une diminution notable des co-
lonies, approchant parfois de leur disparition complète.
Mes recherches m'amenèrent à ce résultat, que c'était surtout
du bord palpébral infecté que partaient les microbes, qui
allaient ensemencer ensuite la conjonctive. Les glandes
nombreuses du bord palpébral et les cils sont encore plus
difficiles à nettoyer que la conjonctive. Les recherches de
Marthen ont montré, en outre, que l'application du pansement, empêchant le clignement et augmentant la chaleur,

favorisait le développement microbien. Ce développement est diminué lorsque le pansement est imbibé de sublimé à 1/5000.

Bernheim et Marthen ont constaté ce fait important, que la sécrétion lacrymale, sans présenter d'action bactéricide bien considérable, est susceptible d'agir d'une façon défavorable, sur le développement de certains microbes, lorsqu'ils sont peu abondants (staphylocoque pyogène).

Cette action des larmes nous explique comment des plaies de l'œil peuvent guérir si souvent, sans traitement antiseptique.

Ces résultats concernant l'antisepsie de l'œil concordent avec ceux de Franke, Bach, Dalen, Cuénod, Terson, etc.

Ces deux derniers trouvent qu'on obtient le même résultat qu'avec le sublimé, en employant le simple nettoyage mécanique avec la solution saline. Bach considère ce procédé comme le meilleur.

Il résulte de toutes ces recherches, que nos méthodes de nettoyage ne nous mettent pas en mesure d'obtenir d'une façon absolue une guérison, sans aucune infection de nos plaies opératoires. La toilette la plus scrupuleuse comme le montrent nos expériences, diminue toutefois le nombre des germes, et quelquefois les fait disparaître complètement. Par contre, le pansement augmente le nombre des microbes sur le bord palpébral et dans la conjonctive, en arrêtant le clignement et en procurant aux microorganismes une chaleur favorable. Dans ces conditions, malgré un nettoyage minutieux avant et après l'opération, au bout de 2 ou 3 jours, les germes peuvent pulluler de nouveau et nous exposer à tous les dangers d'une infection secondaire. En conséquence, on devrait abandon-

---

(1) *Centralblatt für prakt. Augenheilk.*, 1895.

ner le pansement occlusif et laisser les paupières libres
de leurs mouvements, mais les opérés préfèrent conserver
les yeux fermés, ce qui leur est plus agréable. Au bout
d'un jour ou deux, alors que l'irritation de la plaie est
calmée et permet l'ouverture des yeux, on peut recouvrir
l'œil d'une grille métallique. Cette façon de faire est théo-
riquement parfaite, elle rassure le patient et l'opérateur
sur l'impossibilité de porter les mains sur la plaie, mais
en règle générale, les opérés préfèrent le bandeau, trouvant la grille désagréable.

Un des principes les plus importants, à mon avis, de la
thérapeutique opératoire oculaire est l'*occlusion la plus
rapide possible de la plaie*, qui constitue la meilleure
protection contre la pénétration des germes pathogènes.
C'est à cela que nous devons tendre avant tout, afin d'obtenir une guérison sans infection. Il est incontestable
qu'une plaie opératoire de cataracte qui ne se ferme pas
pendant plusieurs jours, laissant la chambre antérieure
ouverte, expose à une infection qu'on peut voir se développer, au moment où la chambre antérieure se referme.
Il est facile de comprendre que l'infection a été empêchée
jusque-là par l'écoulement de l'humeur aqueuse. Si on
réussit à déterminer rapidement et à maintenir l'accolement des lèvres de la plaie, la présence de germes virulents sur la conjonctive est insuffisante pour déterminer
une infection.

En résumé, on se conformera aux règles suivantes :

1° Maintenir l'œil opéré immobile sous un pansement
pendant 1 jour ou 2; le pansement devra assurer l'absorption
parfaite des larmes, pour éviter au malade la tentation
funeste de les essuyer avec les doigts.

2° Protéger les yeux opérés pendant 10 à 14 jours de
tout frottement ou choc, pour éviter la réouverture de la
plaie.

2° PANSEMENTS

Cicatrisation. — La cicatrisation d'une plaie, après opération de cataracte ou d'iridectomie, demande un temps très variable, suivant les différents malades. D'une façon générale, chez les gens suffisamment robustes bien qu'âgés, on obtient une fermeture de la plaie cornéenne assez solide en 8 à 10 jours. S'il s'agit de personnes faibles, plus vieilles que leur âge, le double de ce temps est à peine suffisant. La réouverture de la plaie au sixième ou huitième jour après l'opération, susceptible d'entraîner une infection suppurative rapide et la perte de l'œil, est un fait malheureusement bien connu. C'est pourquoi, il faut préserver l'œil au moins pendant 8 à 10 jours de tout choc et de l'attouchement de la main du malade. C'est ce qu'on obtient également par le grillage ou par le bandeau. Les malades préfèrent le bandeau bien appliqué pour la nuit. Pour plus de sécurité, il peut être utile d'insérer sous le bandeau le grillage fenêtré de Fuchs ou la coque de Snellen en aluminium.

Pendant le jour, le grillage fenêtré de Fuchs, de Praun ou tout autre modèle, peut être porté seul.

Aussi longtemps que l'œil présente du larmoiement, on doit le recouvrir d'un peu de ouate ou de gaze pour éviter que le malade ne l'essuie ou ne le frotte.

Il y a des yeux qui supportent le bandeau plus mal que d'autres ; leurs paupières rougissent, la peau s'excorie, particulièrement au niveau de l'angle externe. Dans ce cas, la grille est spécialement indiquée dès le deuxième jour après l'opération.

Nous indiquerons maintenant quelques particularités relatives à l'application du pansement.

Matelassage. — Il est nécessaire de constituer un véritable matelassage, dépassant les paupières de 3 à 5 centimètres, et fait de la façon suivante. On remplit avec de la ouate les creux qui entourent le globe, surtout en dedans, du côté du nez et en haut sous le rebord supérieur de l'orbite ; par dessus le globe, la couche de ouate doit être moins épaisse.

[Pour bien effectuer ce matelassage du globe, Panas recommandait d'interposer au moment du pansement une boulette de coton du volume d'une petite amande dans le creux situé entre l'œil et la racine du nez.]

Principes généraux des pansements. — La ouate sera assujettie au moyen d'une bande de 3m,50 de long sur 0m,05 de large. Cette bande sera en calicot ou en gaze. La gaze apprêtée doit être mouillée avant de s'en servir. En séchant, les différents tours de bande s'agglutinent entre eux et adhèrent aux cheveux si bien que le pansement est solide et n'a pas de tendance à se desserrer.

[L'application de gaze apprêtée humide étant désagréable au malade, on doit donner la préférence à des bandes de gaze sans apprêt ou aux bandes de crêpe Velpeau.]

Le point capital pour un pansement est de ne pas se déplacer, de ne pas glisser en exerçant ainsi une pression malheureuse sur l'œil. Rien n'est plus propre à ouvrir une plaie (cataracte, iridectomie) qu'un pansement trop serré.

C'est une faute de trop serrer le pansement des opérés.

Une pression continuelle sur la plaie détermine le malade à cligner les paupières, ce qui augmente encore le péril. Le pansement trop serré empêche les larmes de s'écouler par la fente palpébrale, ce qui provoque encore le clignement.

Les premiers pansements après opération de cataracte ou de glaucome doivent être faits par des mains expérimentées. Les débutants ont tendance à trop serrer leur pansement.

On peut faire fixer la bande par le patient lui-même qui l'applique sur la peau avec un de ses doigts, un peu en avant et au-dessous de l'oreille. La bande peut être aussi fixée, par l'opérateur lui-même, avec une main, pendant qu'il la déroule de l'autre. La première façon de faire est plus commode pour les personnes inexpérimentées, car elles peuvent ainsi se servir de leurs deux mains.

Pansement monoculaire. — Le pansement monoculaire doit être effectué de la façon suivante : le premier tour de bande part de l'angle de la mâchoire inférieure du même côté ; il remonte sur la ouate qui recouvre l'œil, passe sur la bosse frontale du côté opposé, fait le tour de la tête et revient à son point de départ sous l'oreille. Le deuxième tour, un peu plus haut que le précédent sur l'œil, descend plus bas sur la bosse frontale du côté opposé et passe sur l'oreille au-dessus du précédent. Le troisième tour recouvre la partie toute supérieure de la ouate, passe au-dessus du sourcil du côté opposé et fait le tour de la tête à peu près horizontalement. On fait le quatrième tour pareil au troisième. Les derniers tours, très importants, passent par dessous l'oreille, remontent dans la direction du sillon naso-génien. Ils doivent être bien appliqués, car ce sont eux qui doivent empêcher le malade d'introduire le doigt par dessous son pansement. C'est ce que tous les malades, intelligents ou non, ont trop de tendance à faire pour calmer les démangeaisons de leur œil.

Pour un léger pansement monoculaire plus agréable en été lorsque l'œil n'a pas besoin d'une contention bien rigoureuse, on emploiera une bande de 30 cm. de long, 8 cm. de large au milieu, plus étroite à ses extrémités et prolongée par de petits cordons.

Pansement binoculaire. — Le pansement binoculaire est à recommander pendant les deux premiers jours après l'opération de la cataracte, parce qu'il amène un repos plus complet de l'œil opéré, en immobilisant l'autre œil. On commence ce pansement comme le monoculaire. On fait passer la bande sur l'œil opéré, transversalement autour de la tête, sur l'oreille et la bosse frontale du côté opéré, puis sur l'œil sain naturellement recouvert de ouate.

La bande est conduite d'une façon analogue pour le second et les autres tours de bande. Le pansement binoculaire tient mieux que le pansement monoculaire parce qu'il emboîte la tête. Les tours de bande fixés sous la nuque l'empêchent de remonter, ce dont il faut beaucoup prendre garde dans le pansement monoculaire. Si l'on emploie des bandes apprêtées et humides, il faut protéger les oreilles avec de l'ouate pour éviter de les blesser.

3° ANTISEPSIE ET ASEPSIE OPÉRATOIRES

Comme on le sait, la chirurgie nouvelle est basée sur l'asepsie. L'asepsie repose sur ce principe que, lorsqu'il n'existe pas de microbes, tout médicament antiseptique (acide phénique, sublimé) doit être supprimé comme irritant inutilement les tissus.

De nombreuses recherches ont montré que :

1° Ce n'est pas par l'air que les germes pathogènes arrivent à la plaie, comme le croyait Lister, qui, pour cette raison, enveloppait la plaie d'un nuage de vapeur, grâce au spray phéniqué ;

2° L'infection de la plaie, dans un organisme sain, ne s'effectue pas par la voie sanguine ou lymphatique (infection endogène);

3° L'infection se produit par les doigts, les instruments, les pansements que l'on met au contact de la plaie (infection exogène).

Le nettoyage antiseptique des mains est de toute nécessité, ainsi que la stérilisation des instruments et des autres objets, qui peuvent entrer en contact avec la région opératoire.

Si tout ce qui est mis en contact avec le champ opératoire est stérile, il n'y a plus besoin d'antisepsie, la plaie reste aseptique puisqu'il n'y a plus de germes, le pansement n'a pas besoin d'être antiseptique. En outre, point n'est besoin de solutions antiseptiques, pour replacer les instruments au cours de l'opération. L'eau stérilisée sera suffisante pour nettoyer la plaie, les instruments, les mains de l'opérateur ou des assistants.

Pour obtenir cette disparition des germes, il faut recourir aux méthodes d'antisepsie et de stérilisation.

Les progrès réalisés à ce point de vue dans ces derniers temps sont considérables. A l'emploi exclusif de l'acide phénique (méthode de Lister), on a substitué avec avantage le sublimé pour la désinfection de la peau.

- La stérilisation des instruments peut être obtenue rapidement par l'ébullition dans l'eau additionnée d'un peu de soude ; les tampons et compresses doivent être stérilisés à l'autoclave.

L'asepsie moderne proscrit l'emploi des antiseptiques sur les plaies (acide phénique, sublimé), pour ne pas nuire aux tissus et les mettre promptement en état de faire agir leurs moyens propres de guérison. J'ai pu d'ailleurs me convaincre que Lister employait très parcimonieusement l'acide phénique, contrairement à beaucoup de ses successeurs qui se servirent de sa méthode.

Il protégeait la plaie contre l'action du pansement phéniqué par un protective ; il ne la lavait que modérément avec la solution phéniquée et même pas du tout si ce n'était pas nécessaire.

On doit agir tout différemment pour les plaies qui siègent dans les organes qu'on ne peut rendre aseptiques. A cette catégorie appartiennent les plaies des muqueuses qui communiquent avec l'air extérieur, comme la bouche, le pharynx, le rectum ou les régions avoisinantes. Ces muqueuses ne peuvent être débarrassées complètement des germes microbiens. Aussi, dans ces cas, ne doit-on pas employer les antiseptiques avant l'opération seulement, mais encore après, afin d'affaiblir autant que

possible les germes microbiens dans leur développement
et dans leur virulence. On obtient ce résultat au moyen de
substances antiseptiques qui n'irritent ni les plaies ni leur
pourtour. De ce nombre sont les poudres antiseptiques
(iodoforme, xéroforme, airol, etc.), qui maintiennent les
plaies très sèches, en absorbant fortement leurs sécrétions
et empêchant ainsi le développement des germes, qui ont
besoin d'humidité pour végéter ; au lieu de la gaze phéniquée de Lister, on emploiera la gaze iodoformée. Les plaies
opératoires doivent être traitées comme les plaies accidentelles infectées ou susceptibles de le devenir.

Quelles conclusions devons-nous tirer de ces considérations pour l'œil ? La plupart des yeux ne renferment
aucun germe pathogène sur le bord des paupières ou dans
le sac conjonctival, mais d'autres peuvent héberger des
germes très virulents, dans le sac lacrymal, le bord palpébral
ou la conjonctive. Ces faits permettent de comprendre que
la simple propreté puisse être suivie d'une guérison complète dans l'opération de la cataracte, comme la plus légère
érosion cornéenne, à plus forte raison une incision large
du globe, puisse devenir le point de départ d'une infection purulente grave.

[On admet actuellement qu'il n'existe pas de bactéries
pathogènes sur la conjonctive normale, lorsqu'on en rencontre, elles doivent être rapportées soit à une contamination extérieure accidentelle, soit à l'existence d'un état inflammatoire plus ou moins prononcé des organes voisins
(sol ciliaire, voies lacrymales, fosses nasales... Morax,
Cuenod, Terson, etc.). Les divergences d'opinions d'autres observateurs tiennent à ce qu'on avait probablement
considéré comme normales, des conjonctives présentant
des états inflammatoires subaigus, ou liés à des altérations voisines peu appréciables à l'examen clinique (1).]

(1) MONTHUS et OPIN, Technique microscopique de l'œil, 1903.

Il y aurait grand avantage à pratiquer, avant l'opération de la cataracte, un ensemencement qui renseignerait sur la présence de germes pathogènes sur l'œil et dans les voies lacrymales. Mais une telle recherche serait impossible, vu qu'il faudrait ensemencer chacun des points de la conjonctive, des glandes, des paupières, des replis du sac, etc.

Nous nous trouvons toujours en face d'une surprise possible lorsque nous pratiquons une opération sur l'œil, vu que nous ne savons jamais si le champ opératoire contient ou ne contient pas de germes pathogènes. Le champ opératoire ne peut être absolument stérile, car la plaie traverse une région qui ne l'est pas (le sac conjonctival), et elle est laissée en contact avec un territoire qui peut être *infecté* : les annexes (sac lacrymal, conjonctive, bords palpébraux). Aussi, à mon avis, devons-nous traiter notre champ opératoire, comme le chirurgien traite un champ opératoire non stérilisable. Nous devons donc : 1º avant l'opération, débarrasser autant que possible toute la zone opératoire des microbes qu'elle peut renfermer ; 2º après l'opération, tout faire pour nous opposer au développement des germes. Nous n'avons pas besoin de les détruire tous, mais il faut seulement les affaiblir assez, pour que leur virulence soit très petite, et assure ainsi le triomphe des éléments des tissus, sur l'intrusion des éléments parasitaires. La désinfection employée, surtout au niveau de l'œil, doit être dirigée de telle façon, que l'application des règles antiseptiques ne produise aucune altération des cellules des tissus. Cette altération les mettrait en état d'infériorité pour la lutte contre les germes pathogènes. Soyons convaincus que, dans l'intention de nuire aux germes qui se trouvent dans le champ opératoire en employant une désinfection énergique, par exemple les solutions fortes d'acide phénique ou de sublimé, nous nuisons en même temps aux cellules des tissus et que nous en tuons même un grand nombre. Nous faisons par là plus de tort aux tissus qu'aux microbes qui s'y trouvent. Après 2 ou 3 jours, il n'existe plus trace d'acide phénique ou de sublimé, les germes qui n'ont pas été détruits trouvent, sur les parties de tissu mortifiées et sans défense, un terrain favorable pour leur colonisation et leur accroissement.

Toilette du sac conjonctival. — Beaucoup d'opérateurs, pour le nettoyage du sac conjonctival, emploient avant et après l'opération, de l'eau simplement stérilisée ou une solution saline stérilisée, en y joignant plus ou moins le nettoyage mécanique. On frotte avant l'opération, avec des tampons imbibés de solution stérile, la conjonctive des paupières, des plis de passage et du bulbe (surtout au niveau de l'angle interne et au niveau des points où doit porter l'incision).

Il serait très utile d'employer un médicament qui ne nuise pas au tissu et qui puisse conserver son activité.

A ce but, répond par dessus tout l'emploi d'une poudre antiseptique : l'*iodoforme* Mais cette poudre va irriter la cornée qui présente déjà une plaie d'iridectomie ou de cataracte ; lorsqu'on la saupoudre d'iodoforme, le malade sera incommodé, ne restera pas tranquille, ce qui retardera la rapide cicatrisation de la plaie ; de plus, l'irritation provoquera un flux de larmes qui chassera la poudre. Mais on peut réussir à employer la poudre fine d'iodoforme à distance de la plaie bulbaire :

1º Dans l'angle interne, dont la désinfection doit être la plus soigneuse possible, en raison de son voisinage du sac lacrymal ;

2º Sur les paupières fermées.

L'iodoforme, placé dans l'angle interne et sur les paupières, ne cause ni gêne ni irritation, à condition que l'iodoforme employé soit tout à fait pur. On peut rencontrer, mais rarement, des sujets qui présentent une idiosyncrasie pour l'iodoforme, comme d'autres pour le sublimé. Il pourrait alors en résulter un eczéma très désagréable.

Je n'ai jamais personnellement rencontré cette sus-
ceptibilité pour l'iodoforme.

Puisque nous ne sommes pas en état de stériliser d'une
façon rigoureuse le champ opératoire oculaire, nous devons nous efforcer d'atteindre ou d'approcher ce but, par
d'autres moyens et de rendre inoffensifs les microbes qui
siègent dans la zone opératoire.

· **Toilette des cils et des sourcils.**— Une première conséquence de ces recherches bactériologiques est qu'il faut
s'attaquer aux *cils* et aux *sourcils ;* on peut couper les
premiers et raser les seconds. De nombreux faits ont
montré que les désagréments redoutés ne se produisent
pas (prurit pendant la recroissance des poils, etc.). Chez
les patients ainsi traités, on peut réaliser le plus strict
nettoyage des bords palpébraux. Cette façon de traiter les
sourcils et les cils est encore trop peu employée. L'épi-
lation complète des cils, avant l'opération, comme le propose Hjort, me paraît excessive. Ce procédé est non seulement inutile, mais il peut être nuisible par l'irritation du
bord palpébral qu'il provoque. Pour ne pas couper les
cils, on pourrait, tout au moins, les frotter avec des tampons imbibés de benzine ou d'éther (Panas).

Nettoyage des voies lacrymales. — Avant la cataracte
ou d'autres opérations, si l'on a quelques soupçons sur l'in-
tégrité des *voies lacrymales*, on devra vérifier non seulement leur perméabilité, mais aussi leur bon état ; on peut
rencontrer, en effet, des cas où l'injection, poussée par le
canalicule inférieur, s'écoule facilement par la narine
correspondante, mais donne un liquide trouble, conséquence d'un catarrhe du sac ou du canal nasal. Pour s'a-
percevoir facilement de ce trouble du liquide injecté
(sublimé à 1/5000), le mieux est de le recueillir dans un
bassin noir de caoutchouc durci. Je considère cet examen
comme très important ; si la solution ne sort pas très
claire, on doit traiter l'appareil lacrymal par de larges

irrigations. On se trouve bien, en particulier, de l'emploi du protargol à 1 ou 2 p. 100 une fois par jour.

Pour cette injection, il faut employer, de préférence, une seringue de verre. Cette seringue est mise, avec sa canule, pendant quelques instants, dans une solution de sublimé au millième ou dans de l'eau bouillante. Chez les personnes sensibles, on injecte d'abord dans le sac lacrymal, quelques gouttes d'une solution de cocaïne à 2 ou 5 p. 100.

On utilise pour ces injections de préférence le canalicule lacrymal inférieur, après l'avoir dilaté au préalable avec le stylet conique. La seringue, comme la sonde, doit être introduite d'abord verticalement, puis horizontalement dans le canalicule, toute introduction défectueuse étant susceptible de causer une fausse route. Cette façon de procéder permet d'observer comment le patient se comporte et de prévoir comment il se conduira pendant l'opération.

S'il existe un rétrécissement du canal lacrymal, il faut le traiter, soit par le *cathétérisme*, soit par l'*ablation du sac*, s'il y a sécrétion. Ce dernier procédé est absolument nécessaire si la sécrétion est abondante. Lorsque le catarrhe est minime, on peut ne pas enlever le sac, on injecte alors pendant 3 à 5 jours du protargol, puis du sublimé et on pratique l'*occlusion temporaire des canalicules lacrymaux*. Cette occlusion se pratique de la façon suivante : on introduit la pointe de l'anse du galvanocautère de quelques millimètres dans le canalicule inférieur et supérieur, on fait alors passer le courant qui doit être seulement assez fort pour rougir faiblement le fil. Cette cautérisation amène, pour quelque temps, l'occlusion des canalicules ; leur oblitération empêche les sécrétions du sac lacrymal de pénétrer dans le sac conjonctival. Le stylet conique permet de faire cesser cette occlusion, lorsqu'on le juge à propos. Si l'un des canalicules est déjà

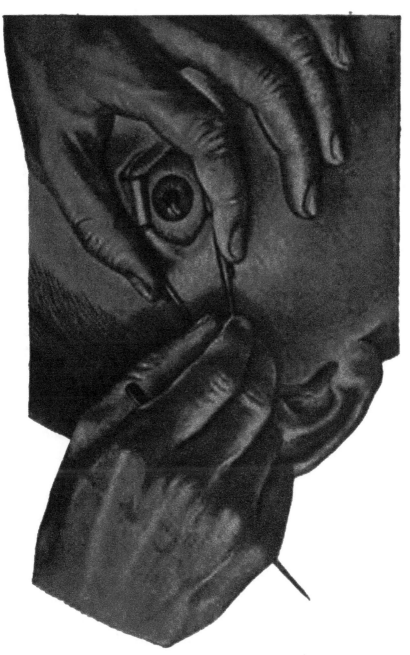

Fig. 2. — Maintien défectueux du couteau.

ouvert, je le cautérise aussi loin que possible et j'y introduis un de mes petits crayons d'iodoforme. Eversbusch recommande de fermer les canalicules par une ligature au catgut.

Le bord palpébral infecté peut être aussi dangereux que le sac lacrymal, bien que les bords palpébraux ne viennent pas au contact de la plaie de la cataracte ou de l'iridectomie, surtout lorsqu'on fait l'incision en haut et qu'on évite de se servir de la paupière inférieure pour l'extraction des masses. Les recherches bactériologiques ont montré les relations étroites au point de vue microbien entre le bord palpébral et le sac conjonctival; on voit quel soin il faut apporter à la préparation des opérations oculaires, en particulier de la cataracte.

La pommade à l'ichtyol est à recommander pour l'antisepsie des bords palpébraux.

Contaminations accidentelles. — On doit veiller aussi avec grand soin à ne pas contaminer accidentellement le champ opératoire.

Au cours de l'iridectomie ou de la cataracte, on a souvent besoin de parler pour donner des ordres au patient, le calmer ou le diriger; par suite le *couvre-bouche* a ici une excellente indication.

On doit éviter, au cours de l'opération, de faire toucher aux instruments des endroits septiques ; cette recommandation concerne surtout le couteau et les aiguilles qui doivent pénétrer dans le globe oculaire. Il survenait et il survient encore malheureusement une panophtalmie ou une inflammation subaiguë après l'opération de la cataracte ou de la cataracte secondaire, sans qu'on puisse en déterminer la cause. La figure 2 montre comment de pareilles infections peuvent se produire. On peut être tenté de donner cette position défectueuse au couteau à cataracte ou à l'aiguille, lorsqu'on veut par exemple, au début de l'opération, améliorer la position de l'écarteur, et on peut très bien effleurer avec la pointe de l'instrument un point septique quelconque, sans le remarquer.

Pour éviter autant que possible toute contamination de ce genre, on doit recouvrir tout le champ opératoire avec de la gaze stérilisée qui laisse seulement l'œil à découvert. Pour que l'application soit plus commode, on peut l'imbiber d'une solution de sublimé à 1/1000.

[On se sert, à l'Hôtel-Dieu de Paris, de deux compresses de toile stérilisées assez amples. La première entoure complètement la tête et les cheveux du malade, de manière à s'avancer presque jusqu'aux sourcils. La seconde est placée du côté de l'œil à opérer, de telle sorte que son bord supérieur vienne affleurer l'angle externe. Les deux compresses sont fixées l'une à l'autre par une pince à forcipressure].

Collyres. — L'instillation de collyres non rigoureusement stériles, avant ou après l'opération, est susceptible d'entraîner l'infection. D'où la nécessité de purifier avec soin les collyres avant de les employer. La stérilisation par la chaleur est préférable, parce que l'adjonction de sublimé (l'acide borique ne servant à rien) peut nuire aux solutions (pilocarpine par exemple), ou irriter inutilement les yeux. Les solutions ne restent stériles qu'à la condition de les soumettre de temps en temps à l'ébullition ou à la stérilisation. La contamination

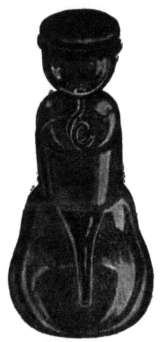

Fig. 3.— Flacon compte-gouttes de Sidler-Huguenin.

d'un collyre stérilisé se produit très facilement. Sidler-Huguenin a trouvé dans des collyres utilisés depuis quelque temps non seulement des sarcines ou des mucédinées, mais aussi des streptocoques et des staphylocoques qui se montrèrent pathogènes.

On doit donc se servir de collyres fraîchement stérilisés pour les opérations et pour le traitement consécutif des opérés.

Il faut pour cela employer des flacons compte-gouttes fonctionnant bien, pouvant se stériliser en même temps que leur contenu et empêchant dans une certaine mesure les contaminations consécutives.

Stroschein, Snellen ont apporté des améliorations à la construction des flacons compte-gouttes. Sidler-Huguenin a imaginé un flacon compte-gouttes (fig. 3) qui présente entre autres perfectionnements, celui de posséder une ou-

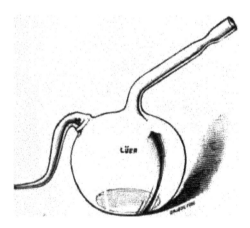

Fig. 4. — Compte-gouttes du Dr Morax.

verture large. De cette façon, on peut réintroduire la pipette, sans que la pointe vienne toucher les bords, ce qui arrivait presque toujours, avec les autres flacons compte-gouttes.

[Le flacon compte-gouttes de Morax, d'un emploi pratique, paraît, plus que tout autre, mettre à l'abri d'une contamination du collyre (fig. 4).]

Il arrive que très souvent nos solutions d'alcaloïdes ne peuvent pas être stérilisées par la chaleur. D'après les recherches de Sidler-Huguenin, une solution faible de cocaïne perd de sa valeur anesthésique au bout de 20 minutes d'ébullition. Il faut employer une plus grande quantité de solution. Par contre une solution à 3 0/0 après courte ébullition ne présente pas d'altération de sa valeur anesthésique. Les solutions faibles sont donc plus altérées par la chaleur que les solutions fortes.

Le praticien peut avoir une solution mère alcoolique de cocaïne ou d'atropine et s'en servir pour fabriquer ses solutions, en employant de l'eau rigoureusement bouillie.

[COLLYRES HUILEUX. — Les inconvénients des collyres aqueux, et en particulier la difficulté de leur conservation, inspirèrent à M. Scrini (1), sur les conseils de Panas (2), l'emploi de collyres huileux. Le véhicule huileux permet l'obtention d'un collyre parfaitement aseptique et son emploi peut être prolongé pendant longtemps sans altération, comme l'ont montré les expériences de M. Scrini.

De plus, l'action du collyre huileux est plus rapide. Le collyre huileux d'ésérine présente l'avantage considérable de ne pas s'altérer à l'air et de ne pas devenir irritant.]

Stérilisation des objets employés pendant l'opération. — Pour être sûr qu'une infection accidentelle du champ opératoire ne se produira pas du fait des tampons, de la gaze, des bandes, de l'eau bouillie ou phéniquée, il faut veiller à leur parfaite stérilisation. Cette stérilisation s'obtient par l'emploi de la vapeur d'eau sous pression à 140°.

(1) SCRINI, Des collyres huileux, leurs avantages sur les collyres aqueux et les pommades. Thèse de Paris, 1898 et Précis de thérapeutique oculaire, 1904.
(2) PANAS, Des collyres huileux, Académie de médecine, 24 mai 1898.

On peut considérer l'eau ou l'eau salée comme stérilisée après séjour à l'autoclave pendant une demi-heure. Plusieurs heures seraient nécessaires pour la destruction de certains germes, comme le b. subtilis, par exemple.

Les instruments coupants et tranchants peuvent être mis à bouillir dans un récipient de porcelaine, en ajoutant ou non de la soude.

Lorsque l'on craint que le liquide à employer pour le nettoyage du cul-de-sac conjonctival (eau salée) ne soit pas rigoureusement stérile, on emploie de préférence la solution de sublimé à 1 pour 5000. On place dans une solution phéniquée à 3 0/0 les instruments que l'on ne veut pas employer à sec, après stérilisation.

Le goût ou l'odorat de l'opérateur pourront toujours lui indiquer s'il existe de l'acide phénique ou du sublimé dans les solutions.

Interventions répétées. — Un principe capital en chirurgie oculaire, souvent peu respecté des débutants et dont l'omission favorise souvent l'infection, est le suivant : *les interventions opératoires (sections ou ponctions intéressant le globe) ne doivent pas, autant que possible, être faites l'une après l'autre sur le même œil, et jamais avant que cet œil ne soit complètement débarrassé de toute manifestation inflammatoire (larmoiement, douleur ciliaire, etc.).*

Les interventions répétées qui intéressent l'iris et le corps ciliaire sont très dangereuses et exposent l'autre œil à l'ophtalmie sympathique. Nous savons en effet que sur des yeux blessés ou opérés, les germes ont tendance à se multiplier sous le pansement, donnant naissance à un léger catarrhe et à une blépharite. Ces inflammations peuvent alors favoriser la multiplication des microbes dans le sac conjonctival. Si l'on opère un œil dans cet état, le danger d'infection devient menaçant. Font exception à cette règle rigoureuse de ne pas multiplier les opérations sur le même œil :

1° Les *blessures du cristallin* traumatiques ou opératoires, accompagnées de cataracte traumatique et d'augmentation de tension ; il sera toujours nécessaire de pratiquer la ponction et de la renouveler si la tension s'élève à nouveau.

2° Lorsqu'une iridectomie pour *glaucome* n'aura pas donné le résultat désiré, on devra procéder à une nouvelle iridectomie, ou mieux à une sclérotomie, que l'on pourra répéter plusieurs fois.

3° Après une opération de cataracte dont les suites sont normales, lorsque vers le 14e jour l'œil ne présentera aucun phénomène inflammatoire, il sera loisible de pratiquer à ce moment la *discission précoce* d'une cataracte secondaire ; dans la plupart des cas pourtant il sera préférable d'attendre 4 à 6 semaines pour la 2e intervention.

4° Lorsqu'on n'aura pas réussi à extraire avec le petit aimant un *corps étranger* magnétique de l'intérieur de l'œil, on pourra tenter aussi rapidement que possible l'extraction avec le gros aimant.

Telles sont les dispositions et les mesures de précaution que doit prendre l'opérateur dans une intervention oculaire pour éviter l'infection et l'insuccès de son opération. Nous devons envisager maintenant la conduite à tenir en présence d'une infection survenue malgré toutes les précautions.

Désinfection. — Alors que le chirurgien peut aisément utiliser une désinfection rigoureuse dans la plupart des régions, l'oculiste se trouve, à cause de la délicatesse des tissus de l'œil, dans l'impossibilité de recourir à cette désinfection, qui amènerait fatalement des lésions de la cornée. Il a en quelque sorte les mains liées. A quoi bon débarrasser l'œil d'une infection si c'est au prix de la transparence de ses milieux (cornée, cristallin, corps vitré).

Lavages antiseptiques. — L'emploi de *lavages anti-septiques* paraît indiqué, lorsqu'il existe une infection de la chambre antérieure. Cette infection peut revêtir un caractère suppuratif, ou se manifester par un exsudat fibrineux ou par un léger dépôt sur la membrane de Descemet.

. Solution phéniquée.— En 1878, mes recherches sur les animaux m'avaient convaincu que la chambre antérieure et la cornée ne pouvaient supporter une solution phéniquée même faible (3 p. 0/0) ; la cornée se trouble, il se produit une chute de l'endothélium de la membrane de Descemet. Les troubles de la cornée sont plus étendus et plus durables si la membrane de Descemet est désorganisée.

Sublimé. — Les mêmes conséquences ont été observées par l'emploi du sublimé. De Graefe, notamment, a constaté qu'après l'irrigation du champ opératoire dans la cataracte, avec une solution de sublimé à 2 p. 1000, il survenait un trouble considérable et persistant de la cornée, qui ne guérissait qu'après des semaines, et quelquefois incomplètement. La cocaïnisation préalable de l'œil favorise ces accidents ; la cocaïne prédispose la cornée à l'imbibition, et son action facilite la pénétration dans l'œil de la solution de lavage, il arrive fréquemment après cocaïnisation forte de l'œil, qu'il survient, avant et surtout après l'extraction du cristallin, une diminution de la pression intra-oculaire ; ce fait s'observe surtout chez les vieillards. Il se produit alors un affaiblissement considérable de la cornée, avec ou sans pénétration d'air dans la chambre antérieure. L'anesthésie produite par la cocaïne augmente encore la diminution de pression, en supprimant la contraction de la musculature externe de l'œil, sous l'influence de la douleur. Il se produit dans l'œil une pression négative, qui amène l'aspiration dans la chambre antérieure d'air, de sang et du liquide de lavage. S'il en pénètre une quantité notable, il peut en résulter une altération de l'endothélium et même de la membrane de Descemet.

Nous voyons ainsi les inconvénients des liquides désinfectants forts. L'emploi, pour le lavage de la chambre antérieure, d'une solution inoffensive, par exemple de la solution physiologique de sel, sera suffisant dans la plupart des cas. A plus forte raison, ces réflexions s'appliquent aux lavages de la chambre antérieure.

[Panas (1) avait préconisé les lavages de la chambre antérieure (fig. 5) pour la débarrasser des débris de substance corticale lors de l'opération de la cataracte].

Iodoforme. — Mes observations m'ont montré que l'iodoforme était le meilleur médicament que nous possédions à l'heure actuelle, pour la désinfection oculaire.

Sans doute, l'action de l'iodoforme peut échouer dans les cas où l'infection est très virulente, et lorsqu'elle a pénétré profondément dans l'œil. Malheureusement, ma première opinion sur la possibilité de préserver l'autre

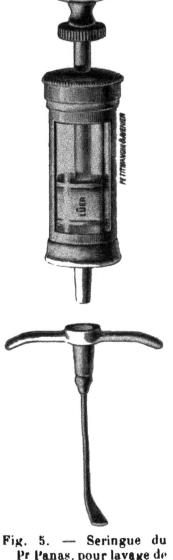

Fig. 5. — Seringue du Pr Panas, pour lavage de la chambre antérieure.

(1) Panas. *Bulletin Acad. méd.*, 24 mars 1885. — *Archives d'ophtalmologie*, septembre 1886.

œil de l'ophtalmie sympathique, par l'emploi de l'iodo-forme, n'a pas été confirmée.

L'iodoforme est introduit sous la forme d'un petit crayon allongé, dans la chambre antérieure ou dans le vitré. Dans les plaies larges, on peut se servir de petites plaquettes.

Les crayons et les plaquettes doivent se réduire en poudre au contact d'un liquide ; l'iodoforme pourra ainsi se disséminer dans la chambre antérieure et le vitré, ce qui augmentera sa puissance de désinfection. Le mode d'emploi des crayons et plaquettes d'iodoforme a été décrit par Sidler-Huguenin. Il est clair que leur préparation doit se faire avec toutes les précautions antiseptiques. On devra extraire les crayons d'iodoforme des petits tubes de verre, dans lesquels ils sont livrés dans le commerce, avec une pince stérilisée, très sèche, pour éviter de briser le crayon. On peut l'introduire, soit par une plaie déjà existante, soit par une incision nouvelle. Il est de règle de n'employer qu'un crayon pour la chambre antérieure ; on peut en introduire 2 ou 3 dans le vitré, suivant l'intensité de l'infection.

L'introduction du crayon dans la chambre antérieure se pratique, comme le représente la planche I. L'introduction doit être très rapide ; la pince tient lieu de sonde pour faciliter la pénétration. L'incision ne doit pas être plus grande qu'il est nécessaire et pourtant, pas trop petite ; une incision de 2 millimètres conviendra pour un crayon de 1 millim., on emploiera, de préférence, le couteau de de Graefe. Ces recommandations s'appliquent aussi à l'incision de la sclérotique ; on incise d'abord la conjonctive et la capsule de Ténon, pour que l'incision sclérale soit bien visible. Si l'on incisait en même temps la conjonctive et

Planche I. — Introduction d'un crayon d'iodoforme dans la chambre antérieure.

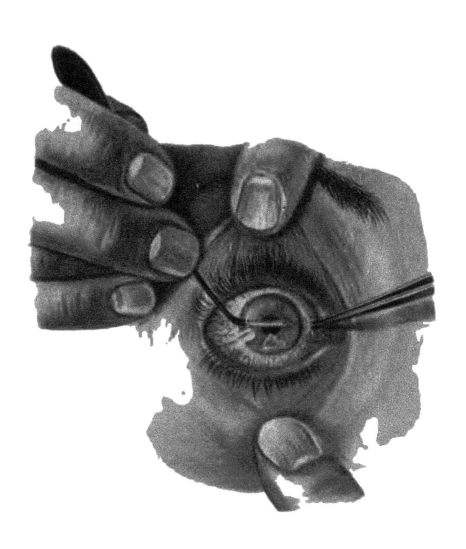

la sclérotique, il serait impossible d'introduire rapidement le crayon.

Dans les infections très fortes de la chambre antérieure, la cornée, au contact de l'iodoforme, peut présenter un trouble très accentué, qui ne s'éclaircit jamais entièrement.

En conséquence, il ne faut jamais porter l'iodoforme en face de l'orifice pupillaire. Il semble que les toxines, unies à l'iodoforme, soient susceptibles d'entraîner une lésion de l'endothélium de la membrane de Descemet. Par contre, lorsqu'il n'existe pas de phénomènes inflammatoires, on peut placer, sans produire aucun trouble, de l'iodoforme même au voisinage du cristallin. Le corps vitré supporte également très bien l'iodoforme.

L'intensité du processus infectieux dépend de la virulence des microbes, de l'état des tissus et aussi de la nature des germes. Certains parasites sont très pathogènes pour l'œil, notamment ceux qu'on rencontre à la suite d'infections par corps étrangers et dans certaines kératites infectieuses; la désinfection par l'iodoforme échoue souvent dans ces cas. Elle peut aussi être insuffisante lorsque le médicament ne porte pas sur le point infecté. C'est ainsi que la membrane de Descemet empêche l'iodoforme porté dans la chambre antérieure de faire sentir son influence sur une infiltration purulente de la cornée. Ce traitement ne convient pas pour l'ulcère serpigineux. Il est particulièrement indiqué dans les plaies traumatiques et opératoires profondément infectées, par exemple à la suite de corps étrangers; on peut aussi l'utiliser après une opération de cataracte avec complication infectieuse et iridocyclite.

Cautérisation. — On peut traiter par la cautérisation les plaies superficielles infectées, en employant soit le galvanocautère, soit le thermocautère. Si l'on veut faire agir la chaleur profondément dans la plaie, il faut donner la préférence à ce dernier.

4. — INSTRUMENTATION

1° CHOIX DES INSTRUMENTS

Pour opérer, on ne doit employer que des instruments parfaits et irréprochables. De la construction soignée de l'instrument dépend souvent le succès de l'opération. Avant tout, on devra s'assurer que les tranchants et les pointes sont en état parfait et capables de produire une section régulière de la cornée et de la sclérotique. Plus une plaie est régulière, plus vite elle s'accole et guérit rapidement. Lorsque les bords d'une plaie sont contus et déchirés, la réunion ne se fait qu'après résorption des éléments déchirés et mortifiés. Ces tissus, altérés, peuvent constituer un véritable milieu de culture pour les germes pathogènes. Une cicatrisation rapide met la plaie à l'abri des microbes et des infections secondaires.

Des instruments parfaitement polis favorisent la netteté de l'incision et sont aussi plus faciles à nettoyer.

2° STÉRILISATION DES INSTRUMENTS

Si l'on veut faire bouillir des instruments piquants ou tranchants, il faut veiller à ne pas altérer leur tranchant et leur poli. La stérilisation est suffisante, pour les germes pathogènes ordinaires, lorsqu'ils ont séjourné pendant 10 minutes dans de l'eau bouillante additionnée de soude. La soude forme, après l'ébullition, un dépôt à la surface des instruments, qu'il est nécessaire d'enlever avant d'opérer. Pour les en débarrasser, on les placera dans de l'eau stérilisée ou dans de l'eau salée stérilisée. On veillera à la stérilisation absolue des liquides employés.

On peut aussi faire bouillir les instruments à manches d'ivoire, mais l'ivoire s'altère peu à peu et devient rugueux, c'est pourquoi il faut donner la préférence aux manches

métalliques unis et bien nickelés. Les rainures transver-
sales, que plusieurs fabricants d'instruments pratiquent
sur les manches métalliques, sont tout à fait inutiles. En
se servant d'instruments humides pendant l'opération,
on a l'avantage de ne pas voir des parcelles de tissus y
adhérer, leur nettoyage est d'autant plus facile. Mais un
long séjour dans les liquides entraîne une altération du
poli et du tranchant.

Pour pouvoir rapidement utiliser deux instruments, l'un

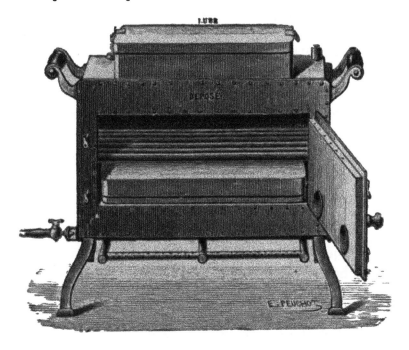

Fig. 6. — Stérilisateur à air sec de Poupinel.

après l'autre, kystitôme et curette par exemple, on se
servait autrefois d'un manche qui portait ces deux instruments. Cet emploi n'est pas à recommander. On risque beaucoup plus facilement de contaminer un instrument ainsi
construit, d'autant qu'il n'est pas possible de surveiller les
deux extrémités de l'instrument et son champ opératoire.

[Dans la pratique courante, on se contente souvent

de stériliser les instruments dans de l'eau bouillante additionnée ou non de carbonate de soude ou de potasse (pour préserver les instruments de la rouille et pour élever le point d'ébullition). On aura soin de ne mettre les instruments dans le liquide que lorsque l'eau est en pleine ébullition, sous peine de les retirer noircis et parfois complètement inutilisables.

Ce procédé pourtant est loin de donner une sécurité absolue (1).

Toutes les fois que ce sera possible, on donnera la préférence à la stérilisation par la chaleur sèche (fig. 6); les instruments étant placés et bien fixés dans des boîtes appropriées. On peut ainsi les porter à une température de 140 ou 160°, pendant 10 à 15 minutes.

Il sera bon d'avoir à proximité de la main, au cours de l'opération, une lampe à alcool ou un bec Bunsen qui permettront la stérilisation rapide par le flambage d'un instrument non préparé ou contaminé au cours des manœuvres opératoires.

3° STÉRILISATION DES OBJETS DE PANSEMENT.

Les objets de pansement seront également stérilisés par la chaleur sèche ou la chaleur humide, puis séchés ensuite. La chaleur sèche expose quelquefois à roussir la ouate ou les bandes, il n'y a à cela d'ailleurs aucun inconvénient et c'est une garantie de la stérilisation.

Pour éviter les découpages et les manipulations de la part des aides, Panas (2) a recommandé de découper à l'avance les rondelles de ouate et de gaze, de fabriquer les petits tampons roulés (queues de rats) et de les placer dans des boîtes nickelées que l'on stérilise ensuite à l'autoclave (fig. 7), ou à la chaleur sèche.]

(1) TERRIER et PÉRAIRE, Manuel d'antisepsie et d'asepsie, 1893. — SCHWARTZ. La pratique de l'asepsie et de l'antisepsie en chirurgie, 1893.

(2) PANAS, Asepsie et prophylaxie en ophtalmologie, Études de clinique ophtalmologique, 1903.

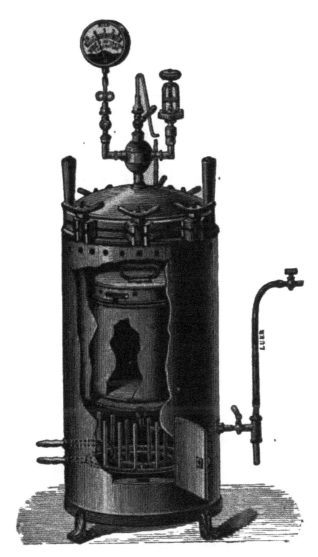

Fig. 7. — Autoclave de Chamberland.

4° INSTRUMENTS NÉCESSAIRES EN CHIRURGIE OCULAIRE.

2 écarteurs de Desmarres (fig. 20 et 21).

1 écarteur à ressort (Bowman, Snowden, Pley (fig. 24), Terson, Panas (fig. 25), etc.

1 pince de Desmarres (fig. 132).

2 pinces de Knapp ou de Snellen (fig. 130 et 134).

1 corne de Jaeger (fig. 131).

1 pince à épiler.

1 pince à fixation avec arrêt (fig. 26, 27 et 32).

1 pince à fixation sans arrêt (fig. 28).

1 pince à fixation courbée (fig. 29).

1 pince à dents grande et droite.

1 pince à dents fine et droite.

1 pince à iris courbe (fig. 75).

1 pince à iris à rainures.

1 ciseau de Cooper gros et courbe (fig. 118).

1 paire ciseaux droits et forts (fig. 119).

2 petits ciseaux droits à branches pointues.

1 ciseau à strabisme courbe à branches mousses (fig. 101).

1 ciseau à iridectomie (fig. 74).

1 pince-ciseaux de de Wecker (fig. 61).

5 couteaux de de Graefe (fig. 33).

5 piques de différentes grandeurs (fig. 71 et 72).

2 aiguilles à discission de Bowman (fig. 11 et 64).

2 couteaux capsulaires de Knapp (fig. 65).

3 bistouris (fig. 117).

1 couteau de Weber droit (fig. 158).

1 couteau de Weber courbe (fig. 159).

1 kystitome de de Graefe (fig. 36).

1 kystitome de Schweigger (fig. 50).

1 curette de Daviel.

1 curette de Critchett.

1 anse fenêtrée de Weber large (fig. 38).

1 anse fenêtrée de Snellen étroite (fig. 44).

1 spatule d'argent pour réduction de l'iris (fig. 37).

2 crochets à strabisme grand et petit modèle (fig. 99 et 100).

1 double crochet de de Wecker (fig. 81).

2 écarteurs doubles.

2 petits écarteurs.

1 petit écarteur simple.

1 crochet à iris pointu (fig. 79).

1 crochet à iris mousse (fig. 77 et 78).

6 pinces hémostatiques.

12 aiguilles petites et grandes.

1 porte-aiguille.

4 sondes de Bowman (fig. 160 et 161).

1 stylet conique (fig. 157).

2 seringues de verre (fig. 5).

Pince capsulaire de Desmarres (fig. 62).

Pince capsulaire du Pr Panas (fig. 68) ou du Dr Pley (fig. 69).

1 aiguille à réclinaison.

1 couteau de Beer (fig. 129).

1 aiguille à cataracte de Beer (fig. 49).

1 couteau à pointe mousse de Desmarres (fig. 43).

Crochet curette de Knapp.

2 couteaux de Lang pour section des synéchies (fig. 84).

1 blépharostat de Pellier (fig. 39).

1 écarteur de Müller pour extirpation du sac (fig. 155).

Instrumentation pour l'opération de Krönlein (fig. 117 à 127).

Galvanocautère.

Thermocautère.

Aimant géant de Haab (fig. 95 et 96).

Petit aimant de Hirschberg (fig. 94).

Appareil d'éclairage Sidler Huguenin pour corps étrangers de la cornée (fig. 93).

II. — OPÉRATIONS OCULAIRES

I. — OPÉRATIONS SUR LE GLOBE

1. — OPÉRATION DE LA CATARACTE

Cette opération, l'une des plus importantes de la chirurgie oculaire, peut exposer plus que toute autre aux dangers d'une infection suppurative immédiate ou d'une irido-cyclite torpide, pouvant mettre en péril l'autre œil.

Variétés. — **Cataracte sénile.** — La *cataracte sénile* constitue la forme la plus commune. La cause essentielle de la cataracte nous est, pour une part, inconnue ; les maladies ou tares généralisées à tout l'organisme ou localisées à l'œil peuvent y jouer leur rôle. La division de la cataracte en *cataracte juvénile* et en *cataracte sénile* trouve sa justification au point de vue opératoire. Ordinairement, jusqu'à 30 ans environ, le cristallin est uniformément mou. Plus tard, il se forme un noyau de plus en plus dur, s'accroissant avec l'âge, conséquence de la sclérose physiologique et de la conglomération des fibres centrales du cristallin. Plus ce noyau augmente de volume, plus les parties molles diminuent, et, en général, après 60 ans, la sclérose s'étend jusqu'à la capsule.

La sclérose physiologique (cause de la diminution de l'accommodation et de la presbyopie) n'a rien à voir directement avec la formation de la cataracte, elle constitue seulement un élément favorable pour le processus.

Cataracte périphérique ou corticale. — Chez les jeunes sujets, il n'y a pas encore de noyau ; la totalité du cristallin cataracté est molle. La sclérose peut parfois préserver le noyau d'une opacification plus complète, et l'on rencontre un noyau encore transparent, de couleur jaune clair, entouré d'une substance corticale complètement cataractée et grisâtre. C'est la *cataracte périphérique*, la *cataracte corticale*. Le développement de cette cataracte se fait à la périphérie par des bandes opaques et des taches présentant une disposition radiaire. A un stade avancé, le noyau peut aussi s'opacifier, mais l'opacité principale siège à la périphérie.

Cataracte centrale ou nucléaire. — D'autres fois, la cataracte envahit d'abord le noyau et les zones voisines ; c'est alors la *cataracte centrale*, la *cataracte nucléaire*. Les troubles de la vue arrivent plus vite et sont plus marqués dans la cataracte nucléaire que dans la cataracte périphérique, à moins que celle-ci ne s'accompagne d'une opacification du pôle antérieur ou postérieur.

Cataracte capsulaire. — La *cataracte capsulaire* est produite par des opacités, dues à la prolifération de l'épithélium capsulaire. Cet épithélium constitue une couche unique, tapissant la face postérieure de la capsule antérieure. Il a tendance à se multiplier, en particulier à la partie moyenne, au pôle antérieur, surtout quand la cataracte dure depuis longtemps. Par suite, la cataracte capsulaire antérieure est d'ordinaire l'indice d'une cataracte supramûre.

On reconnaît les proliférations capsulaires à leur coloration plus blanche que les opacités périphériques (grises ou grisâtres) et à leur disposition en tache arrondie ou irrégulière au pôle antérieur.

La cataracte est *compliquée* lorsqu'elle s'accompagne d'altérations profondes de l'œil ; dans ce cas, il y a souvent une cataracte capsulaire antérieure.

Cataracte polaire antérieure ou pyramidale. — La *cataracte polaire antérieure* ou *pyramidale*, survenant à la suite d'une perforation de la cornée, dans le jeune âge, est une cataracte capsulaire.

Évolution de la cataracte, degrés. — Le *premier degré* est caractérisé par le *début de la cataracte*.

Dans le deuxième, survient une *tuméfaction du cristallin*, facile à reconnaître par la diminution de profondeur de la chambre antérieure. La périphérie n'est pas encore complètement opacifiée, et l'examen à l'éclairage latéral nous permet de voir qu'il existe un certain espace entre le cristallin opacifié et le bord pupillaire, qui projette une ombre sur le cristallin.

Au troisième degré, l'opacification a atteint la capsule et s'étend jusqu'au bord pupillaire ; il n'existe plus d'ombre portée, et, par suite du dégonflement du cristallin, la chambre antérieure retrouve sa profondeur antérieure.

La *cataracte supramûre* caractérise le *quatrième degré*. Il se produit un recroquevillement de la cataracte : la chambre antérieure redevient plus profonde ; il peut enfin survenir une liquéfaction de la zone corticale et le noyau plonge dans un liquide épais (*cataracte morgagnienne*). La cataracte se ratatine de plus en plus, constituant une masse dure et aplatie, plus difficile à détacher de la capsule que dans le troisième degré.

L'atrophie de la zonule, très marquée dans la cataracte supramûre, expose à sa rupture et à l'*issue du vitré*.

1° DIAGNOSTIC

[Avant tout acte opératoire, il faudra pratiquer un examen fonctionnel très attentif et s'assurer que la cataracte est bonne à opérer, qu'elle est mûre, et se rendre compte de toutes les conditions dans lesquelles se présente l'opération].

Diagnostic de la maturité de la cataracte. — Le diagnostic de la maturité de la cataracte, comme on l'a vu, n'est pas toujours facile ; d'autant qu'il ne dépend pas seulement de l'opacification de la zone périphérique antérieure, et qu'il ne nous est pas possible de contrôler le processus d'opacification de la région corticale postérieure.

Sans doute, l'opacification complète des masses corticales antérieures permet de présumer qu'il en est de même des masses postérieures. Mais ce fait est loin d'être absolu. Aussi, pouvons-nous être désagréablement surpris en rencontrant des masses en quantité notable, après l'extraction d'une cataracte qui nous semblait complète.

Examen fonctionnel. — En dehors de l'examen minutieux du cristallin à la loupe, après dilatation, de l'examen de la profondeur de la chambre antérieure, de l'ombre portée de l'iris, etc., nous puiserons encore dans l'examen fonctionnel, des renseignements sur la maturité de la cataracte. Toutefois, on aurait tort de baser l'opérabilité de la cataracte, uniquement sur l'état défectueux de la vision.

Dans l'impossibilité d'un examen ophtalmoscopique direct, l'examen fonctionnel de l'œil cataracté nous fait connaître l'état du fond d'œil. Pour qu'un œil soit opérable, il doit conserver encore une certaine vision, tout au moins apprécier les mouvements de la main à 0 m. 25 ou 0 m. 50. Nous sommes renseignés d'une façon approximative sur l'état de la vision centrale, par la bonne perception des mouvements de la main et par ce fait que le malade peut localiser la flamme d'une bougie à 6 mètres, dans un endroit obscur. Cette dernière épreuve n'est pas absolue. En effet, le cristallin cataracté peut diffuser l'image de la flamme sur toute la rétine, et par suite, la rendre perceptible même avec un scotome central.

L'épreuve de la projection lumineuse nous renseigne sur la vision périphérique, c'est une sorte de mesure du champ visuel chez les cataractés.

Cet examen se pratique dans la chambre noire, le bon œil étant caché ; le malade doit indiquer de la main l'endroit exact où se trouve la flamme de la bougie (en haut, en bas, à droite, à gauche).

[Pratiquement, on projette sur l'œil, dans ces différentes directions, la lumière de l'ophtalmoscope et on interroge le malade sur la direction de la flamme. Il faut faire à différentes reprises cet examen, les patients ne se rendant pas toujours bien compte, dès le début, des réponses que l'on attend d'eux.]

Cette épreuve de la projection lumineuse nous indique en outre l'absence ou la présence de lésions rétiniennes notables (décollement de la rétine, altérations vasculaires, tumeurs de la choroïde, etc.).

L'examen de la pupille nous permet de reconnaître l'existence de synéchies. Sans être une contre-indication pour l'opération, ces dernières nous font craindre un insuccès possible, vu qu'elles s'accompagnent souvent d'altérations du vitré.

Le médecin attend d'ordinaire que la cataracte soit complète pour l'adresser à l'ophtalmologiste, alors qu'il n'est plus possible de pratiquer l'examen du fond de l'œil. Il serait désirable, au contraire, d'être fixé sur l'état préalable des membranes profondes.

État général. — L'âge avancé n'est pas une contre-indication, si l'état des forces est suffisant. L'*idiotie*, l'*épilepsie* et la *surdi-mutité* ne constituent pas non plus des contre-indications ; dans cette dernière notamment, on opérera ausitôt que possible ; le *diabète* et l'*albuminurie*, dans leurs états stationnaires, n'empêchent pas non plus l'opération, à condition d'instituer un traitement préalable.

[A propos du *diabète*, il y a lieu d'établir une distinction nette entre la cataracte diabétique proprement dite et la cataracte sénile chez les diabétiques. Le pronostic opératoire dans le dernier cas n'est nullement aggravé si l'état général est satisfaisant et si toutes les précautions antiseptiques sont rigoureusement prises.]

Par contre, tout *processus suppuratif* en un point quelconque du corps (ulcères variqueux, eczéma, etc.) crée une contre-indication absolue. Si la guérison d'une affection de ce genre est impossible, pour éviter tout accident, on pratique l'occlusion à l'aide d'un pansement antiseptique, pendant toute la durée du traitement oculaire.

Indications opératoires. — DOIT-ON OPÉRER DEUX YEUX CATARACTÉS DANS LA MÊME SÉANCE ? — En présence d'un sujet présentant deux cataractes également mûres, il faut éviter d'opérer les deux yeux dans la même séance, dans la crainte d'une complication susceptible d'entraîner leur perte (infection de la plaie pendant l'opération, delirium tremens, diphtérie, érysipèle, etc.). Le deuxième œil sera opéré après guérison complète du premier et, chez les personnes âgées, après une longue convalescence.

DOIT-ON OPÉRER UNE CATARACTE MURE, L'AUTRE ŒIL AYANT ENCORE UNE BONNE ACUITÉ VISUELLE ? — Pour répondre à cette question, il faut rechercher d'abord si la cataracte est complètement mûre, et, par conséquent, risque de devenir supramûre. Le patient est, en général, très peu reconnaissant d'une intervention de ce genre, et même il se plaint quelquefois que la vision de l'œil opéré nuit à l'autre. On fera donc bien de le prévenir que l'opération lui sera peu utile pour la vision, mais qu'il aura de cette façon un œil de réserve, dans le cas où la cataracte se développerait de l'autre côté.

Il n'y a pas besoin de faire porter des lunettes après guérison, on doit en essayer cependant pour prouver au malade que l'opération a réussi.

QUAND PEUT-ON OU DOIT-ON OPÉRER UNE CATARACTE INCOMPLÈTEMENT MURE ? — C'est là une bien importante et bien difficile question.

Il est peu logique d'attendre une maturité complète qui risque, chez certains malades, de se faire attendre trop longtemps. Mais il est toutefois certain qu'une opération de cataracte non mûre entraîne avec elle certains inconvénients et, en particulier, une grande lenteur dans la guérison.

On doit toujours prévenir clairement le malade et lui

faire prévoir l'opération de la cataracte secondaire ; tant mieux si ce n'est pas nécessaire.

QUAND DOIT-ON PRATIQUER L'EXTRACTION COMBINÉE ? — D'une façon générale, on peut supprimer l'iridectomie pour n'y avoir recours que s'il existe des raisons suffisantes.

Dans toutes les cataractes chez les sujets jeunes (ainsi que dans la cataracte zonulaire) et dans toutes les cataractes jusqu'à 40 ou 45 ans, en particulier chez les femmes, on peut et on doit éviter l'iridectomie.

Une élévation du tonus au cours du traitement de la cataracte dans ces cas n'est pas non plus justiciable de l'iridectomie, mais de la ponction cornéenne et de la sclérotomie.

Chez les malades jeunes, il faut tenir compte de l'*esthétique ;* chez eux, les yeux s'ouvrent largement, tandis que chez les personnes âgées, par suite de la diminution de la graisse orbitaire, la paupière supérieure est plus tombante et recouvre le plus souvent la moitié supérieure de la cornée. On est souvent obligé, dans ce cas, de relever la paupière supérieure pour s'apercevoir de l'existence d'une iridectomie.

De 40 à 45 ans, l'iridectomie est encore peu indiquée, le noyau n'est pas encore volumineux, et son extraction généralement facile.

Les avis sont très partagés sur les indications de l'iridectomie dans la cataracte sénile.

D'une façon générale nous ferons remarquer que si l'on pose en principe l'*absence d'iridectomie,* il n'en arrive pas moins qu'il devient nécessaire, de temps à autre, de la pratiquer, notamment lorsque l'iris ne se réduit pas rapidement et complètement, après l'extraction. Or, on ne peut prévoir comment se comportera l'iris. Il y a là des conditions individuelles ; si l'iris s'est bien réduit dans un œil, il le fera également bien pour l'autre, dans une opération ultérieure, et la réciproque est vraie.

L'emploi de l'ésérine, pour déterminer la contraction de la pupille, me paraît peu recommandable, la sortie du noyau, par une pupille étroite, est plus difficile et les masses corticales peuvent plus facilement se dissimuler derrière l'iris.

On adoptera l'iridectomie chez les sujets âgés et affaiblis que l'on ne peut garder longtemps au lit, par crainte d'anorexie ou de pneumonie hypostatique. En agissant ainsi, on peut les laisser lever sans crainte d'un prolapsus de l'iris.

L'iridectomie est encore indiquée dans certaines conditions (violentes quintes de toux, crises d'éternuement, grande excitation nerveuse, affection cardiaque, etc.) qui peuvent empêcher le malade de garder l'immobilité pendant 24 ou 48 heures.

On fera aussi l'iridectomie lorsque l'on craindra certains accidents avant ou après l'opération (perte de vitré due à des mouvements inintelligents du patient (l'idiotie), proportions anormales de l'œil, fluidité du corps vitré dans la myopie).

LA FORME DE LA PUPILLE PEUT-ELLE JOUER UN ROLE DANS L'ACUITÉ VISUELLE TERMINALE APRÈS OPÉRATION DE CATARACTE ? — L'acuité visuelle peut être normale ou presque normale dans les deux cas, pourvu que le champ pupillaire soit tout à fait libre.

La cataracte secondaire survient plus souvent dans l'*extraction simple* que dans l'*extraction combinée*; dans ce dernier cas, en effet, on réussit mieux à se débarrasser des masses molles.

On pratique cependant aussi l'opération de la cataracte secondaire, après extraction combinée, surtout pour obtenir un maximum de vision.

Quant aux troubles produits par l'iridectomie dans la pénétration des rayons lumineux, nous ferons remarquer que, d'une façon générale, la paupière supérieure recouvre la brèche irienne et empêche la lumière de passer par le colobome.

Mais lorsque la paupière descend moins bas ou que les yeux sont très saillants, on peut observer de l'éblouissement et de l'*érythropsie*.

Les recherches de Fuchs ont montré que l'*érythropsie* est causée par l'action des rayons ultra-violets sur la rétine. Elle peut d'ailleurs s'observer sur des yeux normaux (éblouissement par la neige dans les hautes montagnes). Comme le cristallin absorbe fortement les rayons chimiques et en garantit la rétine, il n'est pas étonnant que les yeux aphaques soient plus sujets à l'érythropsie.

En conséquence, lorsque la paupière supérieure ne doit pas recouvrir l'iris, il sera indiqué, si c'est possible, de pratiquer l'extraction simple.

L'extraction simple expose surtout au *prolapsus de l'iris*. Dans la nuit qui suit l'opération, ou plus tard, si la plaie vient à s'entr'ouvrir, l'iris poussé par l'humeur aqueuse s'y engage, attire la pupille en haut et compromet le succès de l'opération. Dans l'extraction combinée, on peut voir aussi l'iris s'enclaver dans la plaie, en particulier dans les cas de cicatrisation lente ou dans les réouvertures de la cicatrice. Mais l'enclavement ne se produit que sur un des côtés du colobome et dans de très infimes proportions.

Somme toute, dans cette question de l'iridectomie, il faut se laisser guider suivant les cas particuliers.

QUAND DOIT-ON EMPLOYER L'ANESTHÉSIE GÉNÉRALE PAR L'ÉTHER OU LE CHLOROFORME? — Dans la narcose, surtout lorsqu'elle est peu profonde, l'œil se porte habituellement en haut, ce qui rend l'opération difficile avec lambeau cornéen supérieur. Un autre inconvénient de l'anesthésie, c'est le vomissement, susceptible d'entraîner, chez les gens âgés dont les vaisseaux sont friables, une hémorragie intra-oculaire. Sans compter que l'anesthésie peut, par elle-même, mettre la vie en danger. Si on a jugé bon de l'adopter, on peut pratiquer un lambeau inférieur.

L'emploi du chloroforme est indispensable pour les opérations de cataracte chez les enfants. L'agitation et les mouvements intempestifs du jeune malade peuvent compromettre l'opération, en favorisant l'issue du vitré dans la plaie par rupture de la zone de Zinn. Une très petite quantité de chloroforme suffit d'ordinaire pour assurer le repos dans cette courte opération.

On peut néanmoins employer la cocaïne, en prodiguant à l'enfant des encouragements amicaux et en s'assurant du concours d'un aide expérimenté.

2° MÉTHODES OPÉRATOIRES

Nous devrons tenir compte de l'âge du malade et de la disposition anatomique de la cataracte pour notre décision opératoire.

1° *La cataracte ne présente pas encore de noyau dur.* — Il sera suffisant d'ouvrir la capsule antérieure (discission); les masses cristalliniennes, non encore opacifiées, pénétreront dans la chambre antérieure où elles seront successivement résorbées. Nous pourrons faciliter cette résorption par une ponction de la chambre antérieure qui permettra l'évacuation des masses molles. *Lorsque le cristallin*, au moment de l'ouverture capsulaire, *est complètement opacifié*, comme dans la *cataracte totale congénitale*, ou la *cataracte précoce des adultes*, la résorption pourra se faire très simplement.

Mais *s'il est le siège d'une opacification partielle* (dans la *cataracte zonulaire*, par exemple), il se produira d'abord une opacification des régions encore claires de l'écorce et du noyau, par imbibition de l'humeur aqueuse. Les masses passeront ensuite dans la chambre antérieure où elles pourront être résorbées. *Quand le cristallin est trans-*

parent, toutes les masses cristalliniennes doivent être successivement imbibées par l'humeur aqueuse et opacifiées
pour subir la résorption, ou être évacuées par une ponction. Cette méthode exige : 1° une puissance de résorption
satisfaisante, se présentant, au maximum, dans la jeunesse et diminuant avec l'âge ; 2° une certaine tendance à
l'augmentation de tension qui, comme nous le savons, se
rencontre presque toujours dans la cataracte traumatique.
Moindre dans la jeunesse, la tendance à l'hypertonie s'ac-
croît avec l'âge ; 3° l'absence de noyau dur, dont la résorption serait difficile, et même, dans les cas favorables, ne
se produirait qu'avec une extrême lenteur. La simple déchirure (discission) de la capsule antérieure, avec ou sans
ponction consécutive de la chambre antérieure, n'est indiquée que chez les jeunes sujets, jusqu'à 30 ou 35 ans.

2° *La cataracte présente un noyau*. — L'opération
sera différente s'il existe un noyau (après 30 ou 35 ans) ; on
ne devra plus compter sur la discission avec ponction de
la chambre antérieure. A l'ouverture de 3 à 5 millimètres
de long, on devra substituer une large section, permettant
la sortie du noyau. Cette section sera plus petite de 35 à
45 ans, qu'après 45 ans.

Pour obtenir un résultat rapide, il est indiqué de laisser
un minimum de masses à résorber. Tout le contenu capsulaire doit être, autant que possible, enlevé de l'œil pendant l'opération. L'extraction du noyau s'effectue aisément. On ne peut en dire autant de la substance corticale.
Cette dernière reste plus ou moins adhérente à la capsule.
surtout lorsqu'elle n'est pas opacifiée.

L'opacification survient après l'opération sous l'influence de l'humeur aqueuse, et la résorption s'accomplit,
empêchant, pendant longtemps, une bonne vision. La
présence des masses entraîne une irritation de l'iris et
expose au glaucome. Voilà pourquoi on attend, dans
l'opération de la cataracte, la complète opacification de la

zone corticale, *la maturité*. La substance corticale se
sépare alors facilement de la capsule après la discission
et sort par la plaie, en adhérant ou non au noyau. Il n'est
pas toujours facile d'établir le diagnostic de cette maturité ; dans la cataracte sénile, on peut penser qu'il en est
ainsi lorsqu'elle a atteint le troisième degré.

La *maturité*, tout en constituant l'indication principale
pour l'opération, n'est pas cependant toujours indispensable. On peut être amené à intervenir d'une façon précoce,
si le malade n'a plus qu'un œil et si ce dernier devient
cataracté. De même, on pourra être conduit à opérer très
tôt, lorsqu'il existe une double cataracte. Le plus souvent,
cependant, leur développement est successif.

Certaines *cataractes incomplètes*, présentant encore à
la périphérie des rayons non cataractés, peuvent cependant être opérées avec succès.

On peut rencontrer chez des personnes âgées, avec peu
ou pas d'opacités périphériques, des cataractes offrant
une teinte jaune opaque ou brune, ou laissant paraître
le champ pupillaire entièrement noir (*cataracte noire*).
Mais, si l'on veut éclairer l'œil, on remarque une diminution considérable de la transparence, si bien qu'on ne
peut voir nettement à l'ophtalmoscope. Plus la pupille
paraît sombre à l'éclairage latéral, plus le fond de l'œil
est confus et peu éclairable ; les malades, bien que
très gênés par leur mauvaise vision, sont encore en
état de reconnaître de gros objets. On aurait tort de vou-
loir attendre dans ce cas l'opacification grise de la périphérie et la perte complète de la vision ; ces cristallins ne
deviennent jamais grisâtres et ne perdent jamais complètement leur transparence. D'une façon prématurée ou régulière (après 60 ans), la sclérose s'étend du noyau jusqu'à
la capsule et empêche les masses cristalliniennes de devenir grises. Dans ces cas on a besoin, pour l'extraction,
d'une incision large ; il s'agit là, non d'une forme parti-

culière de cataracte, mais d'une sclérose avec opacification.

L'ouverture de la capsule donne issue à une cataracte volumineuse jaune ambrée ou brune ; si l'incision n'est pas assez grande, on peut rencontrer de sérieuses difficultés dans l'extraction.

Chez des sujets encore jeunes et chez des myopes, on observe parfois une opacification incomplète du cristallin, caractérisée par une série de stries radiaires entremêlées de points et de taches, en particulier à la périphérie. Le noyau peut présenter aussi des stries et de fines ponctuations. Ces malades voient comme à travers un grillage ; ils sont souvent capables de déchiffrer encore des gros caractères d'imprimerie et bien que, pouvant se conduire, ils sont exposés à une foule d'accidents. On peut opérer cette forme de cataracte si les stries, points et taches s'étendent jusqu'à la capsule. La zone corticale peut alors se détacher toute entière pendant l'opération. L'intervention se justifie aussi dans les cataractes incomplètes où la sclérose sénile nous vient en aide (après 60 ans). La zone corticale, sous l'influence de la sclérose, rend possible l'extraction sans adhérence à la capsule. Par contre, elle peut rester transparente, ne pas s'opacifier et n'être pas suffisamment dure; après l'opération, il reste alors une quantité notable de masses corticales. Toutefois, le malade obtient plus vite une meilleure vision, que si nous l'avions laissé attendre la maturité complète, si lente à venir dans ces cas.

Grâce à l'antisepsie et à l'asepsie, le fait de laisser des masses corticales chez des personnes âgées, est devenu moins grave. L'œil peut supporter une quantité notable de masses, leur résorption peut s'accomplir à la condition de bien surveiller les yeux et d'employer des collyres appropriés, suivant l'état de la pupille et les oscillations de la pression. La situation est toute différente s'il s'est próduit une *infection*, même légère, de la chambre antérieure, les masses offrant aux éléments infectieux un milieu de culture favorable.

3° **Maturation artificielle**. — Depuis longtemps déjà, on s'est efforcé de rechercher les moyens de rendre opérables des cataractes incomplètement mûres par la *maturation artificielle*.

Procédé par discission. — On avait cherché à l'obtenir par une discission préparatoire, ou ponction de la capsule antérieure plus ou moins petite, se basant sur ce fait observé souvent, de cataractes traumatiques, totales, causées par de petites plaies du cristallin (corps étrangers par exemple) suivies de résorption complète. Ce procédé tomba en discrédit ; on lui reprochait surtout de provoquer du glaucome ; on est revenu récemment à son emploi.

Procédé de Fœrster. — Un procédé inoffensif de maturation artificielle est celui de Foerster. Cet auteur recommande, après iridectomie préalable, de faire le massage avec un instrument mousse (crochet à strabisme, curette). On pratique ce massage pendant un certain temps sur la cornée, et, peu de jours après, on voit survenir l'opacification complète. Cette méthode, vérifiée dans beaucoup de cas, peut être recommandée.

[Dans les cas heureux, l'opacification est complète du troisième au sixième jour : on peut procéder à l'extraction vers la troisième ou la quatrième semaine (1).]

J'ai constaté cependant que le massage n'accélère pas toujours l'opacification d'une façon appréciable.

4° *Iridectomie préparatoire*. — Depuis longtemps Snellen, Horner et d'autres avaient remarqué que l'iridectomie pouvait accélérer la maturation de la cataracte ; ils la pratiquaient de préférence quelques semaines avant

_____

(1) DE LAPERSONNE, Maturation artificielle de la cataracte, Thèse Paris, 1883.

l'extraction. Cette façon de procéder augmente les chances opératoires, puisqu'elle divise une intervention notable en deux petites, dont chacune en particulier est moins grave ; de plus, elle agit d'une façon toute spéciale pour combattre la prédisposition au glaucome, qui peut survenir si malencontreusement, après l'opération de la cataracte.

L'iridectomie est recommandable dans beaucoup de cas où, abstraction faite d'une maturité incomplète, on a quelques sujets de craintes, pendant ou après l'opération. C'est le cas, par exemple, lorsque l'œil n'est pas tout à fait normal (myopie forte), ou que l'état général du patient exige une grande circonspection.

Elle est de règle dans la cataracte compliquée d'iritis, de choroïdite, d'altération du vitré. Dans presque tous ces cas il sera nécessaire de traiter une cataracte secondaire. On obtient ainsi un total de 3 opérations. Pourquoi d'ailleurs hésiter à adopter cette méthode, plus longue, il est vrai, mais moins périlleuse ?

Chacune de ces trois interventions pourra se faire presque sans douleur et ne nécessitera qu'un séjour très court au lit.

3° TECHNIQUE OPÉRATOIRE DANS LES DIFFÉRENTES FORMES DE CATARACTE

1. *Opération de la cataracte totale chez les jeunes sujets*. — Cette cataracte s'observe ordinairement dès la naissance, l'aspect grisâtre de la pupille ne pouvant passer inaperçu des parents. Le plus souvent cette forme de cataracte est bilatérale et infiniment plus rare que la cataracte sénile.

Discission. — INDICATIONS. — La discission trouve ici une indication toute particulière ; la simplicité de cette opération la rend applicable chez les petits enfants.

Il est indiqué de traiter ces cataractes aussi vite que possible, l'inaction de la rétine étant en effet susceptible de produire de l'amblyopie ex anopsia et du nystagmus.

Toutefois il est préférable d'attendre jusqu'à un ou deux ans, la discission pouvant entraîner un gonflement considérable du cristallin, qui impose une paracentèse. Le traitement devient alors plus compliqué, exige le bandeau et un repos qu'on ne peut espérer d'enfants trop jeunes.

Il ne faut pas non plus trop attendre pour opérer, car la cataracte devient supramûre, se ratatine et donne lieu à une cataracte membraneuse, que l'on doit opérer comme une cataracte secondaire avec toutes ses difficultés.

Avant d'intervenir, on examine avec soin *si la cataracte est simple ou compliquée* et en particulier s'il n'existe pas trace de synéchies et si l'iris est bien mobile.

S'il existe des synéchies apparentes, surtout après emploi d'homatropine ou d'atropine, le pronostic est très incertain ; il s'agit le plus souvent de *syphilis oculaire congénitale*. Les altérations du fond de l'œil coexistent souvent dans ces cas, ou peuvent survenir plus tard.

D'une façon générale, on doit réserver le pronostic de la cataracte chez les jeunes sujets, même en l'absence de complications apparentes.

TECHNIQUE. — La technique de la *discission* est très simple.

Après dilatation par l'atropine et *instillation* de quelques gouttes de solution de cocaïne à 3 0/0, on procède au lavage des paupières à l'eau chaude et au savon, puis avec la solution de sublimé à 1 p. 1000, et au nettoyage du sac conjonctival avec la solution de sublimé à 1 p. 5000, ou la solution salée stérilisée. L'anesthésie générale n'est ordinairement pas nécessaire.

L'écarteur est mis en place, la pince à fixer maintient le globe du côté nasal, on introduit alors une aiguille à discission (fig. 11) ou un couteau capsulaire un peu au-dessous du méridien horizontal, à 3 mm. environ du limbe jusqu'au milieu de la pupille.

Après pénétration dans le cristallin, l'aiguille ouvre
la capsule sur une étendue de 4 à 5 mm. de haut en bas ;
par une rotation de l'aiguille autour de son axe, on pratique une incision cruciale (fig. 8) ; on fait suivre ensuite
à l'aiguille le même chemin et on la retire rapidement
pour ne pas laisser s'écouler l'humeur aqueuse.

Un peu de ouate et quelques bandelettes de diachylon
constituent un pansement suffisant ; on fera bien, dans les
deux premiers jours, d'attacher les mains de l'enfant, pour
qu'il ne porte pas les doigts à son pansement.

TRAITEMENT CONSÉCUTIF. — Instillation de 1 à 2 gouttes
d'atropine par jour, en surveillant avec grand soin l'augmentation possible de la tension, révélée surtout par l'apparition d'un trouble de la cornée.

S'il survient du tonus, il faut diminuer ou supprimer
l'atropine et, si c'est insuffisant, faire une ponction de la
chambre antérieure en s'aidant de l'anesthésie générale
chez les enfants indociles.

Paracentèse. — TECHNIQUE. — La ponction de la chambre
antérieure (fig. 9) se fait à la pique, et siège de préférence à
la partie temporale de la cornée, à égale distance du limbe
et du centre, verticalement, sur une étendue de 4 à 6 mm.
Les extrémités de l'incision sont également éloignées du
centre cornéen.

La pique retirée, on déprime légèrement, avec une spatule, le bord périphérique de la plaie, pour favoriser la
sortie des masses. Si leur consistance visqueuse rend
leur évacuation difficile, on introduit de 5 à 6 mm.
environ la spatule dans la chambre antérieure et on
lui imprime un mouvement de rotation autour de son
axe. Cette manœuvre est favorisée par la pince à fixer
qui exerce latéralement une certaine pression sur le
bulbe.

La paracentèse peut aussi se pratiquer au bord temporal, supérieur ou inférieur de la cornée (fig. 10), à la

condition de ne pas laisser l'iris dans la plaie et de le réduire avec la spatule.

Dans cette opération, il faut éviter l'issue de vitré, par suite de la rupture de la zonule ou de la capsule postérieure.

Dès que le corps vitré se présente, on doit suspendre l'opération et faire le pansement.

TRAITEMENT CONSÉCUTIF.— Après enlèvement des masses, on applique le pansement binoculaire pendant deux jours. Après 24 heures, on juge de la nécessité ou non d'instiller de l'atropine.

Il est bon de recouvrir l'œil opéré d'un pansement, au moins pendant 8 jours.

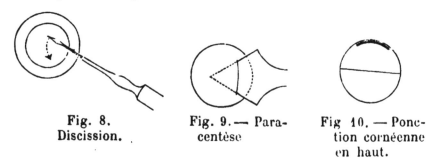

Fig. 8.   Fig. 9.— Para-   Fig 10. — Ponc-
Discission.   centèse   tion cornéenne
                                         en haut.

Extraction. — Chez des enfants un peu plus âgés et plus raisonnables, on peut recourir à l'extraction (au moyen d'une des incisions représentées dans les fig. 9 et 10).

TECHNIQUE. — Pas de dilatation préalable par l'atropine. Cocaïnisation de l'œil et nettoyage des paupières avec le savon et le sublimé, lavages du sac conjonctival avec le sublimé à 1/1000, ou la solution saline stérilisée. Ponction cornéenne, comme il a été dit. On peut aussi faire l'incision en haut, mais l'incision temporale est plus commode (fig. 9).

L'ouverture de la capsule peut aussi se faire avec la pique. Il est préférable, après incision cornéenne de 5 à 6 mm., de retirer cet instrument et de se servir du kystitome, avec lequel on pratique une ouverture suffisante de la capsule.

Après ouverture de la cristalloïde, une partie des masses s'échappe dans la chambre antérieure. La spatule permet de les évacuer Le reste pourra se résorber.

TRAITEMENT CONSÉCUTIF. — Même traitement consécutif que dans la discission.

2. Opération de la cataracte complète molle des adultes. — **Extraction**. — On a recours à l'extraction à petit lambeau, après s'être assuré, d'après l'âge du patient et l'aspect de la cataracte, qu'il n'y a pas de noyau ou qu'il est très petit.

La présence d'un noyau est à soupçonner lorsque l'éclairage latéral nous montre une opacité plus considérable à la partie centrale du cristallin, notamment après trente-cinq ans.

Dans ce cas, il faut recourir à une incision plus grande du bord cornéen au couteau de de Graefe.

L'opération est identique à l'opération de la cataracte sénile sans iridectomie.

3. Opération de la cataracte traumatique. — Jusqu'à 35 ou 40 ans, la cataracte traumatique est justiciable des méthodes ci-dessus décrites.

Paracentèse. — La ponction de la chambre antérieure suffit lorsque le traumatisme a produit une ouverture permanente de la capsule, permettant le gonflement des masses comme après une discission.

Si la plaie de la capsule antérieure a été petite et s'est refermée, il peut se développer une cataracte analogue à la cataracte ordinaire spontanée, de sorte qu'au moment de l'opération il faut procéder à l'ouverture de la capsule. C'est ce qui peut se passer, par exemple, quand un petit corps étranger a perforé le cristallin, ou qu'il y est resté sans intéresser la capsule postérieure.

Lorsque le cristallin est complètement traversé, il se développe d'ordinaire, plus ou moins vite, une cataracte totale. Exceptionnellement le cristallin reste transparent. On doit redoubler d'attention, et agir avec beaucoup de prudence, la plaie de la capsule postérieure, même petite, s'ouvre en effet avec la plus grande facilité et permet l'issue du vitré.

. Pour diminuer ce danger, il est bon de bien cocaïniser l'œil avant l'opération (instillation de quelques gouttes de cocaïne à 3 0/0 pendant un quart d'heure, toutes les 3 minutes), afin de diminuer la tension oculaire.

Les mouvements de l'œil seront évités le plus possible, car ils sont susceptibles d'entraîner une élévation de la tension, due à la pression des muscles extrinsèques, et par suite de produire l'issue du vitré.

Aussi vaut-il mieux opérer ces cataractes par une incision cornéenne temporale ou inférieure.

Les règles de l'antisepsie et de l'asepsie seront, bien entendu, observées scrupuleusement.

. On doit encore opérer la cataracte traumatique : *lorsque le corps étranger a traversé le cristallin* et séjourne dans l'intérieur de l'œil, s'il n'existe aucune inflammation. On agit ainsi, moins dans l'intérêt de la vision, que pour éviter les suites fâcheuses d'une cataracte supramûre (luxation dans la chambre antérieure ou le vitré).

On a vu l'opération de la cataracte faire récupérer un certain degré de vision à des yeux renfermant des particules métalliques de fer ou de cuivre bien encapsulées.

Si ces particules, siégeant dans le cristallin, sont bien tolérées, elles seront négligées jusqu'à complète opacification et enlevées en même temps que la cataracte.

Si le corps étranger provient d'un éclat de fer ou d'acier, il vaut mieux toutefois l'extraire aussi vite que possible avec le gros aimant et remettre à plus tard l'opération de la cataracte.

La cataracte traumatique peut encore reconnaître comme cause une *contusion de l'œil qui fait éclater la capsule*.

Cette rupture se produit le plus souvent dans la zone équatoriale du cristallin ; une cataracte totale en est la conséquence et la zone de Zinn voisine est alors fréquemment rompue en même temps. Cette complication n'est pas toujours facile à reconnaître.

On a recours à l'éclairage latéral en s'aidant, au besoin, de la loupe. *S'il existe une déchirure de la zonule*, on s'en aperçoit par le tremblottement de la lentille qui est aussi quelque peu décentrée, l'iris peut être parfois arraché de son insertion ciliaire; à travers l'ouverture de l'iridodialyse, on peut voir la déchirure de la zonule.

Dans un cas semblable, le mieux est de pratiquer la discission avec deux aiguilles, discission très petite, pour éviter un trop grand afflux des masses dans la chambre antérieure et de l'hypertonie.

Lorsque la résorption s'arrête par suite de l'oblitération de l'orifice capsulaire par l'épithélium, on peut pratiquer une deuxième ou une troisième discission. Ce procédé, bien que très lent, est le plus sûr et par suite le plus recommandable. Une cataracte traumatique peut être et rester partielle. On est autorisé à intervenir lorsque cette opacification partielle gêne considérablement la vision ; ce serait par exemple le cas d'une opacité à siège central, l'autre œil étant mauvais.

Dans la cataracte traumatique chez les jeunes sujets on peut avoir recours à l'aspiration des masses molles à l'aide de l'appareil de Redard (fig. 46).

4. *Opération de la cataracte partielle stationnaire*. — Cette forme de cataracte appartient surtout au jeune âge. La plus commune et la plus intéressante est la *cataracte zonulaire*.

Elle se développe surtout chez les enfants rachitiques et elle atteint généralement les deux yeux.

Dans cette forme, le noyau transparent ou peu opacifié est entouré par une couche antérieure et postérieure cataractée. Le noyau peut être plus ou moins volumineux.

S'il est volumineux, les zones cataractées siègent au voisinage de la capsule; *s'il est petit*, il existe entre la capsule et la zone opacifiée une large couche corticale transparente.

Dans certains cas, l'opacification est si légère que la vue est peu troublée (cataracte zonulaire rudimentaire), mais habituellement elle est assez forte pour rendre la vision insuffisante, ce dont l'enfant s'aperçoit en allant à l'école.

L'iridectomie n'est indiquée que dans un petit nombre de cas. Le plus souvent c'est à l'opération radicale (extraction du cristallin) qu'il faut s'adresser.

Deux procédés peuvent être employés : 1° la discission avec ponction cornéenne consécutive ; 2° l'extraction avec grand lambeau cornéen.

Discission. — Chez les enfants, la discission est la méthode de choix pour amener l'opacification, le ramollissement de la couche corticale et du noyau et par suite leur résorption.

Pour instituer un traitement plus rapide de la cataracte zonulaire chez des enfants plus âgés, on peut prolonger l'incision capsulaire dans une partie de la couche corticale, afin de permettre l'imbibition plus rapide.

Paracentèse. — Le noyau plus ou moins opacifié et fragmenté est entraîné avec les masses dans la chambre antérieure. La paracentèse accélère la guérison ; on peut l'éviter si le noyau est très petit et s'en tenir à la discission simple. Autrement, on se borne à une incision petite de 5 à 6 mm. entre le limbe et le centre de la cornée.

Les différents temps opératoires ont été décrits plus haut.

Technique. — On se sert de deux aiguilles de Bowman (fig. 64), comme dans l'opération de la cataracte secondaire (planche IV) : les deux aiguilles sont introduites en face l'une de l'autre par la partie périphérique de la cornée, leurs pointes viennent se rejoindre sur le cristallin, on les écarte l'une de l'autre par un court trajet horizontal, puis vertical, en déterminant ainsi un lambeau crucial assez étendu.

On emploie deux aiguilles pour éviter les tiraillements du cristallin et par suite les ruptures de la zonule.

Pour plus de sûreté, on fait maintenir le globe par un aide.

Il faut veiller à la bonne construction des aiguilles de Bowmann employées pour la discission. Elles doivent s'opposer à l'écoulement de l'humeur aqueuse pendant l'opération.

Lorsque l'aiguille est bien faite (fig. 11, a), la chambre antérieure conserve sa profondeur normale et le cristallin ne vient pas gêner l'opérateur.

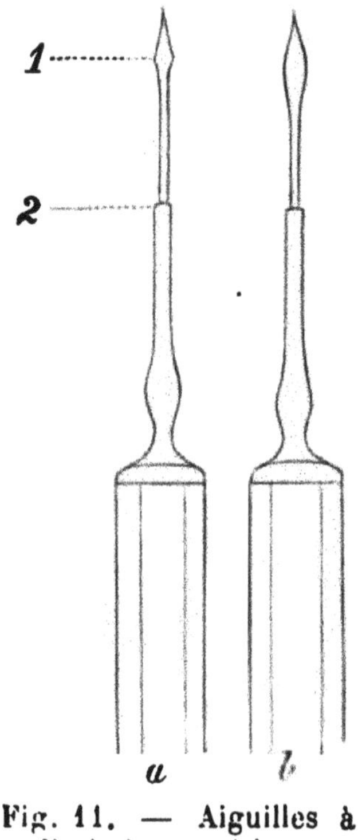

Si l'aiguille est défectueuse, comme dans la fig. 11 b, la plaie n'est pas fermée en arrière d'elle et l'humeur aqueuse s'écoule.

Il ne faut jamais engager l'aiguille jusqu'au point d'arrêt fig. 11, 2), on risque ainsi de déchirer la capsule postérieure, en particulier lorsque les enfants crient et que le cristallin est projeté contre la cornée.

Ce serait une faute qui peut gêner beaucoup plus tard, s'il devient nécessaire de faire une ponction de la chambre antérieure.

Un couteau capsulaire, par exemple celui de Knapp (fig. 65), peut remplacer l'aiguille de Bowmann, mais il faut s'assurer que la tige réalise une bonne occlusion.

A l'ouverture large de la capsule fait suite un rapide gonflement des masses non opacifiées.

Fig. 11. — Aiguilles à discission. — a) bonne ; b) défectueuse. 1. Tige. 2. Point d'arrêt.

On maintient la pupille dilatée et on attend patiemment la production d'une hypertonie ou la réplétion de la chambre antérieure par les masses.

Plus la chambre antérieure renferme de masses, plus il est facile de les extraire avec la pique (fig. 71).

On peut être amené à faire une deuxième ponction, si la première n'a pas suffi à nettoyer le champ pupillaire.

Survient-il de l'hypertonie, on fait une ponction de la cornée à la lance ou au couteau, sans y joindre l'iridectomie.

Si l'iris a tendance à s'engager dans la plaie cornéenne, on le réduit avec une spatule et on instille de l'ésérine.

En dernier lieu, pour assurer une vision aussi parfaite que possible, on peut recourir à la discission de la capsule postérieure.

La durée totale du traitement par la discission combinée à la ponction est de 6 à 8 semaines, elle est plus longue dans la simple discission sans ponction. Au reste, il ne s'agit pas de choisir la méthode la plus rapide, mais la plus sûre. En général, les enfants n'ont guère à compter avec le temps, et l'issue du vitré peut nous exposer à une infinité de complications (iritis, cyclite, déformations et occlusion de la pupille, etc.).

Il est sage de ne pas opérer les deux yeux en même temps, mais l'un après l'autre pour éviter qu'une maladie accidentelle (scarlatine, diphtérie) ou une infection locale ne vienne mettre en danger les deux yeux à la fois.

Dans les cas de *cataracte zonulaire,* on doit d'autant plus rechercher la pureté parfaite et la bonne situation du champ pupillaire que, même avec les meilleurs résultats, l'acuité ne dépasse pas un tiers ou deux tiers, sans qu'on puisse en trouver les raisons.

On sait qu'une acuité inférieure à un tiers rend le travail bien difficile. L'extraction du cristallin rend un mauvais service à un malade ayant une acuité visuelle de un quart avant l'opération et qui n'obtient pas davantage après.

1745 où Jacques Daviel pratiqua sa première extraction, le cristallin cataracté était abandonné dans l'œil ou déplacé par des manœuvres dites de *dépression* et de *réclinaison*. L'amélioration constatée dans la vision ne se maintenait pas en général ; au bout de peu de temps le cristallin reprenait son ancienne place ; il n'était pas rare de voir survenir une perte de la vision par infection et surtout par glaucome.

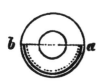

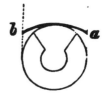

Fig. 12. — Incision de Beer.   **Fig. 13. — Incision de de Graefe.**

Jusqu'à A. de Graefe la plupart des opérateurs pratiquaient le lambeau inférieur (fig. 12).

Pour tailler ce lambeau, on construisit des couteaux particuliers. La figure 129 représente celui de Beer.

Albert de Graefe modifia l'opération en pratiquant l'incision sclérale et en la réduisant autant que possible ; c'était *l'incision linéaire* et sa méthode prit le nom d'*extraction linéaire*. Comme une plaie aussi périphérique exposait à la hernie de l'iris, de Graefe joignit à son incision *l'iridectomie* qu'il pratiquait en haut, de manière à pouvoir cacher le colobome sous la paupière supérieure (fig. 13).

Il fit construire un couteau spécial (fig. 33 .

Les inconvénients de ce procédé engagèrent Albert de Graefe à reporter l'incision vers le bord cornéen, et par suite à donner une certaine hauteur au lambeau, tout en conservant l'iridectomie. A la fin du siècle dernier, la pratique de l'antisepsie et de l'asepsie, l'emploi des myotiques et de la cocaïne permirent de revenir à l'ancien lambeau sans iridectomie (Panas).

SOINS PRÉPARATOIRES. — Les soins préparatoires, les examens préliminaires portant sur l'état général ou sur l'état local et les fonctions de l'œil seront l'objet de toute notre attention.

S'il existe une cataracte incomplètement opacifiée et cependant opérable, on vérifie l'état de la vision centrale de la manière suivante.

Après dilatation de la pupille, on place le trou sténopéique et un fort verre convexe vis-à-vis du point le plus clair du cristallin. D'après la grosseur des plus petits caractères lus, il est facile de conclure à l'état de la vision maculaire.

On doit faire toujours à diverses reprises l'examen des urines (sucre et albumine).

Un état fébrile, même léger, constitue une *contre-indication opératoire*.

On doit rechercher avec soin s'il n'existe pas, en un point quelconque du corps, une *suppuration* (ulcère de jambe, eczéma, fistules, fissures aux narines ou derrière les oreilles) pour la recouvrir avec un pansement antiseptique, destiné à éviter toute cause d'infection de ce côté.

L'infection la plus menaçante pour les malades atteints de cataracte est celle qui siège au niveau du sac lacrymal. Une suppuration même insignifiante en ce point est susceptible de donner naissance à une infection du lambeau.

L'état du sac est vérifié par l'*injection d'épreuve* du canal nasal faite la veille au soir ou le matin de l'opération.

L'état de la conjonctive est également examiné.

Un catarrhe conjonctival peut être aussi dangereux que celui du sac.

S'*il existe* (les personnes âgées y sont très sujettes), il faut au préalable le traiter.

Si *la conjonctive paraît simplement suspecte*, on n'hésitera pas à instituer le traitement prophylactique, en passant le pinceau, imbibé d'une solution de nitrate d'argent à 1 0/0, une ou plusieurs fois dans les 24 heures. A plus forté raison si le pansement d'épreuve est souillé par quelque sécrétion.

Toute blépharite doit être traitée par l'ichtyol avant l'opération.

Il ne faut jamais oublier d'examiner à maintes reprises la *tension oculaire* des patients.

Pour peu que cette dernière se trouve élevée à un moment donné, on pratique l'iridectomie préalable, ou on administre des myotiques jusqu'au retour du tonus normal. Le glaucome, après cataracte, est une des plus pénibles complications que l'on puisse observer.

Il ne faut pas négliger non plus l'*examen de l'autre œil*. Si ce dernier n'est pas sain, s'il présente des symptômes d'iridocyclite ou de glaucome, on devra d'abord combattre ces affections; au besoin il faut procéder à l'énucléation d'un œil atrophique après traumatisme ou opération, pour se mettre à l'abri d'une irritation ou d'une ophtalmie sympathique sur l'autre œil atteint de cataracte. L'œil cataracté est opéré 6 à 8 semaines après l'énucléation de l'autre œil.

En outre, on observera les précautions suivantes :

I. Faire prendre au malade un ou plusieurs bains généraux.

II. Couper les cils ainsi que les sourcils, ces derniers peuvent même être rasés, quelques heures avant ou immédiatement avant l'opération ; [un nettoyage très soigné et minutieux paraît tout à fait suffisant.]

. III. Appliquer un pansement humide (sublimé à 1/5000) la veille au soir de l'opération sur l'œil à opérer jusqu'au moment de l'intervention ; [l'application d'un pansement sec (*pansement d'épreuve*) est préférable].

Ce pansement préalable nous indique :

1° L'existence d'une sensibilité particulière du malade pour le sublimé ; l'emploi du sublimé, même à faible dose, peut en effet causer, chez certains malades, une irritation vive très durable de la peau.

Cette dermite, chez un opéré de cataracte, peut avoir de grands inconvénients.

En enlevant le pansement, si l'on aperçoit une rougeur, même légère de la peau, on doit attendre, pour opérer, sa disparition, en proscrivant toute solution de sublimé pour la remplacer par une simple solution d'eau salée stérilisée.

2° La présence de sécrétions conjonctivales sur la ouate qui recouvre les paupières. On diffère alors l'opération et on institue le traitement; dans les cas légers, quelques applications au pinceau (1 à 2) de nitrate d'argent au 100°.

ANESTHÉSIE. — Enlever le pansement aussitôt avant l'opération et instiller la cocaïne *dans les deux yeux*, pour éviter qu'une goutte de liquide tombant dans l'autre œil, au cours de l'opération, ne soit la cause d'un mouvement intempestif de la part du malade.

On a soin de pratiquer une cocaïnisation prolongée en instillant, pendant une demi-heure, 1 goutte de cocaïne toutes les 3 minutes chez les opérés indociles ou lorsque l'on craint l'issue de vitré (myopie forte par exemple).

DÉSINFECTION DES AIDES. — Exiger de toute personne, susceptible d'approcher le champ opératoire, une désinfection soignée des mains (lavage à l'eau chaude et au savon, à la brosse stérilisée, alcool à 60° et sublimé à 1/1000). Au surplus, comme la stérilisation absolue des mains est impossible, on doit se conformer au principe de ne jamais toucher le champ opératoire avec les doigts, mais de se servir uniquement des instruments stérilisés.

NETTOYAGE DU CHAMP OPÉRATOIRE. — 1° La peau du front, des joues, du nez, des paupières, lavée avec des tampons de ouate à l'eau chaude et au savon liquide, est passée à l'alcool et au sublimé à 1/1000.

2° Le sac conjonctival est nettoyé très soigneusement avec du sublimé à 1/5000 ou la solution saline stérilisée. A cet usage, on emploie de petits tampons qui servent à frotter les angles et les divers replis de la conjonctive. On procède ensuite au nettoyage des bords palpébraux. On introduit, comme il a été dit, le galvanocautère dans les points lacrymaux supérieurs et inférieurs, dans le cas où il existe un rétrécissement avec sécrétion trop peu marquée pour exiger l'extirpation du sac et on procède, à plusieurs reprises, au nettoyage de l'angle interne.

3° Des instillations d'adrénaline peuvent à propos combattre un état congestif de la muqueuse conjonctivale pouvant entraver l'action de la cocaïne.

4° On recouvre de gaze stérilisée la tête du patient, ne laissant à découvert que l'œil et ses alentours immédiats.

DISPOSITIONS OPÉRATOIRES. — Après s'être assuré d'un bon éclairage naturel ou artificiel, on commence immédiatement l'opération, pour ne pas s'exposer à perdre les bénéfices de l'anesthésie. Si l'opérateur est ambidextre, il peut se placer à la tête du malade, l'œil droit est opéré avec la main droite, l'œil gauche avec la main gauche. Ordinairement, on pratique la section avec la main droite, on se place à la tête du malade pour opérer l'œil droit, et à sa gauche pour l'œil gauche. Un aide est indispensable et un second est souvent utile. Le premier, se plaçant en face de l'opérateur, aura pour rôle de veiller sur les paupières et de fixer le globe en cas d'iridectomie.

Plus le lambeau est grand, plus il faut prendre soin de bien écarter les paupières l'une de l'autre. Il est indispensable que l'aide maintienne le blépharostat pendant tout le temps de son séjour et le soulève un peu du globe. De cette façon, un clignement éventuel ne peut exercer aucune pression dangereuse pour l'œil. Quelques opérateurs préfèrent un écarteur simple, comme celui de Pellier, par exemple (fig. 39). D'autres font écarter les paupières par l'aide, en coiffant les doigts de gaze stérilisée. Lorsque les doigts ne sont pas très fins, leur présence peut être gê-

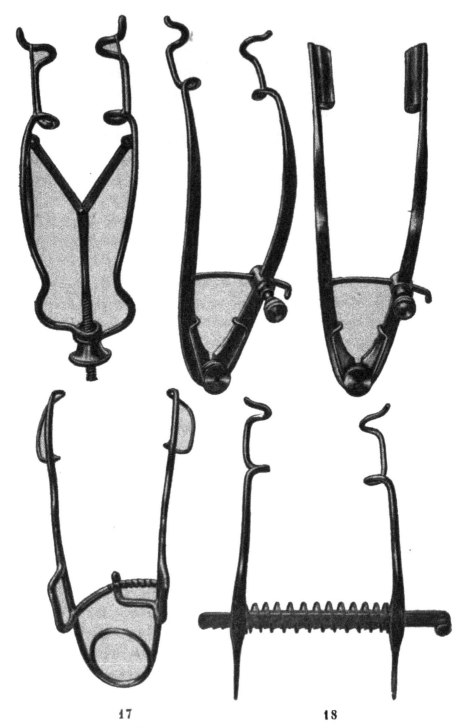

17   18

Fig. 16 à 18. — Blépharostats.

Fig. 14. Blépharostat de Noyes. — Fig. 15 Blépharostat de Clark.
— Fig. 16. Blépharostat de Weiss. — Fig. 17. Blépharostat de
Koster. — Fig. 18. Blépharostat de Mellinger.

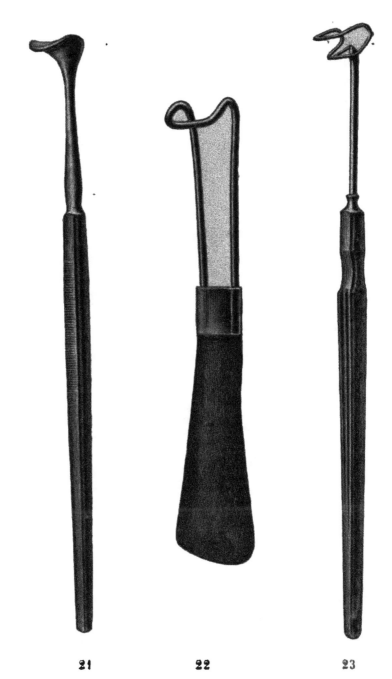

20   21   22   23

Fig. 19 à 23. — Blépharostats et écarteurs.

'ig. 19. Ecarteur de Gaupillat. — Fig. 20 et 21. Ecarteurs de Desmarres. — Fig. 22. Ecarteur simple avec corne de Jaeger. —
Fig. 23. — Releveur de Noyes.

nante, et l'emploi du blépharostat est généralement préférable (fig. 14 à 32).

Le second aide se place à côté de l'opérateur pour lui
passer les instruments. Il s'occupe, en outre, si c'est nécessaire, de la lumière électrique qu'il est cependant préférable de confier à une autre personne. On fait aussi

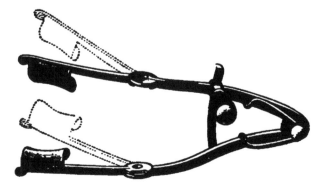

Fig. 24. — Blépharostat du Dr Pley.

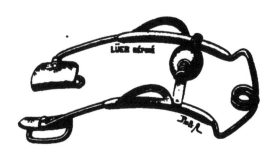

Fig. 25. — Blépharostat du Pr Panas.

maintenir la tête du patient, en ayant soin de placer les
mains au-dessous de la gaze.

Une petite table, voisine de la tête du malade, supporte
les instruments, les tampons et le matériel de pansement.
Pendant toute la durée de l'opération, on doit avoir à sa
disposition, près de soi, de l'eau bouillante, pour y placer des instruments en cas de besoin. L'opérateur, muni
du couvre-bouche, recommande au patient, couché sur la

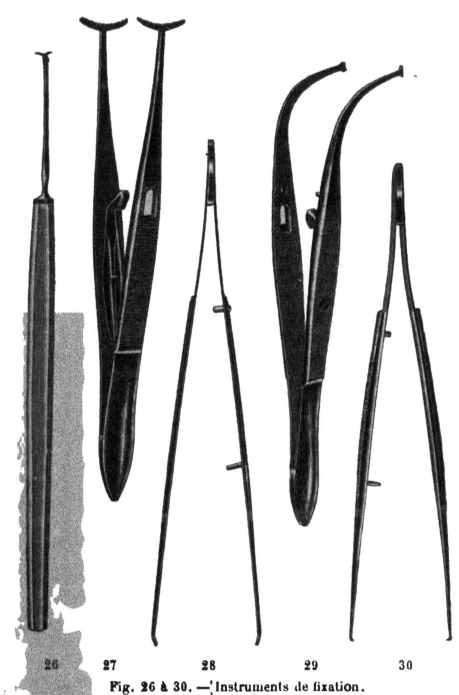

26   27   28   29   30

Fig. 26 à 30. — Instruments de fixation.

Fig. 26. Instrument de Pamard pour fixer l'œil. — Fig. 27. Pince
à fixer à écrou de Dujardin. — Fig. 28. Pince à fixer sans écrou.
— Fig. 29. Pince à fixer courbe de Noyes. — Fig. 30. Pince à
griffes.

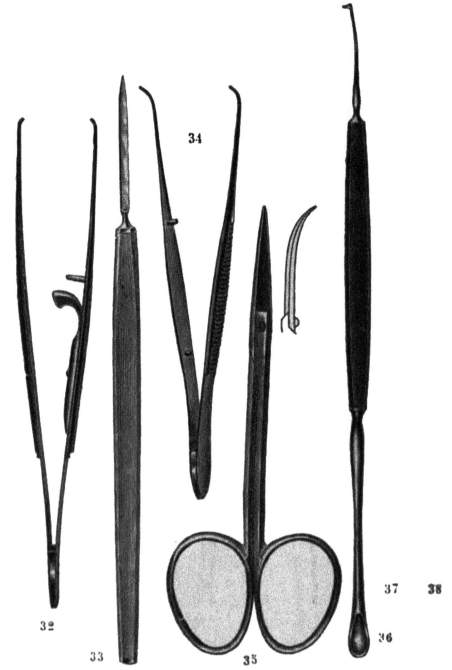

Fig. 31 à 38. — Instruments nécessaires pour la
cataracte sénile.

31. Blépharostat de de Graefe.— 32. Pince à fixer à écrou de de Graefe.
— 33. Couteau de de Graefe. — 34. Pince à iridectomie.
—35. Ciseaux pour l'iris.— 36. Kystitome de de Graefe avec curette à l'autre extrémité. — 37. Spatule pour réduire l'iris. —
38. Anse fenêtrée de Weber.

table d'opération ou dans son lit, la tête légèrement relevée, de se tenir bien tranquille ; il lui rappelle spécialement, que, pendant toute la durée de l'opération, il ne doit pas retenir sa respiration et contracter ses paupières. En dehors de l'opérateur, *personne ne doit parler pendant l'opération, ni donner d'ordres au malade.*

Extraction combinée. — TECHNIQUE. — Les instruments nécessaires pour l'opération sont représentés fig. 31 à 38.

L'écarteur est placé et disposé de façon à ne pas glisser des paupières, le globe est saisi près de la cornée par une pince à fixation (fig. 32) qui saisit un pli de la conjonctive.

1er Temps. Taille du lambeau. — Le couteau (fig. 33) est introduit, la lame en haut, dans la chambre antérieure et dirigé suivant l'étendue, grande ou petite, que l'on veut donner au lambeau cornéen (Pl. II).

Il y a de petites cornées derrière lesquelles le cristallin n'est pas forcément petit, et il faut bien prendre garde à ne pas faire un lambeau trop étroit. Dans ce cas, on donne plus de hauteur au lambeau et on le place le plus possible, dans le limbe scléro-cornéen.

Sur des cornées plus larges, comme on en rencontre sur des yeux myopes, la hauteur du lambeau peut être moindre. L'essentiel est de prendre garde à la perte du vitré, d'autant plus facile que la section siège près du limbe, aussi fait-on porter avec raison l'incision en pleine cornée.

En résumé, la taille du lambeau est variable suivant les cas, mais d'une façon générale mieux vaut le faire trop grand que trop petit.

Lorsqu'on a bien repéré les points de ponction et de contre-ponction, on introduit rapidement le couteau, pendant que la main prend ou non un point d'appui léger sur la tête de l'opéré.

Le lambeau est alors complété lentement par des mouvements de va-et-vient, en suivant le bord cornéen. Un

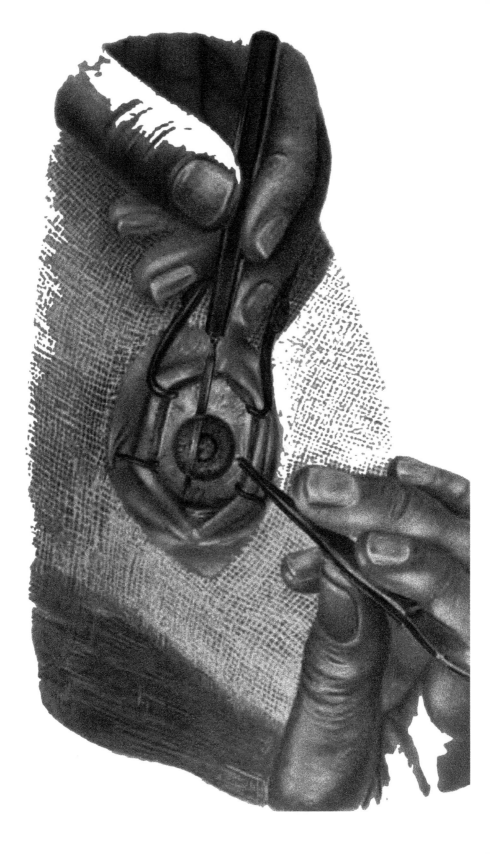

abaisser le globe et permettre à la pince à iris (fig. 34) de pénétrer facilement dans la plaie [Chez la plupart des malades, on peut se dispenser de faire fixer le globe. On recommande seulement à l'opéré de regarder en bas dans la direction d'un de ses doigts (le pouce), que l'on fait maintenir élevé au devant de la poitrine]. La pince, introduite fermée et amenée jusqu'au bord pupillaire, est alors légèrement ouverte et saisit l'iris qu'elle attire au dehors. On le sectionne d'un coup de ciseau (fig. 35); l'iridectomie, dans la cataracte, ne doit pas être trop étendue.

3ᵉ Temps. Kystitomie. — On passe ensuite à l'ouverture de la capsule. Le kystitome (fig. 36) est introduit jusqu'au champ pupillaire et son tranchant trace à plusieurs reprises de bas en haut des incisions et des lignes cruciales.

La pointe du kystitome ne doit pas pénétrer profondément dans la substance cristallinienne, sous peine d'entraîner un déplacement de la cataracte. Le tranchant de l'instrument doit être excellent.

Si la capsule antérieure est épaissie dans sa région centrale (cataracte capsulaire), il vaut mieux enlever à la pince cette capsule épaissie avant l'extraction. On peut utiliser dans ce but les pinces capsulaires (fig. 52 à 54).

Quelques opérateurs préfèrent pratiquer d'une façon systématique l'enlèvement d'une portion de capsule, faisant ainsi disparaître une des causes de la cataracte secondaire.

La pince capsulaire doit être soigneusement construite et manœuvrée avec habileté pour ne pas exercer de pression fâcheuse sur le cristallin (déchirure de la zonule et perte du vitré).

4ᵉ Temps. Extraction. — La capsule une fois ouverte, l'évacuation de son contenu, la cataracte, se fait d'ordinaire simplement.

L'opérateur, qui a repris la pince à fixer après l'iridectomie, exerce avec elle une légère pression sur le bulbe, qui a pour résultat de repousser un peu en arrière le bord inférieur de la cataracte. Il s'ensuit que le bord supérieur se déplace en avant et pénètre dans la plaie.

On facilite cette manœuvre avec une curette courbe (fig. 36) ou un instrument, comme celui de la figure 42, avec lequel on appuie plus ou moins fortement.

On voit s'échapper d'abord les masses molles, puis le noyau, et on continue jusqu'à ce que le champ pupillaire soit tout à fait pur, c'est-à-dire paraisse parfaitement noir.

5ᵉ Temps. Réduction de l'iris. — L'opération n'est pas encore terminée, il faut en effet réduire très soigneusement l'iris, entraîné le plus souvent dans la plaie au cours des manœuvres; les angles du sphincter sont remis à leur place normale (planche III).

Le principe de ne jamais laisser l'iris dans la plaie s'applique surtout à l'opération de la cataracte.

Dangers de l'enclavement. — L'enclavement irien peut en effet entraîner les conséquences suivantes :

1º Une déviation anormale de la pupille en haut, très défectueuse au point de vue optique ;

2º Un astigmatisme post-opératoire plus considérable ;

3• Une condition favorable pour l'apparition d'iritis et d'infection ;

4º Une prédisposition à l'hypertonie ;

On évacue le reste des masses, soit en s'aidant de la paupière inférieure (extraction digitale), soit avec des instruments appropriés, spatules, curettes, etc. (fig. 58 à 60).

On n'insistera pas pour faire sortir celles qui résistent à ce moyen. Il s'agit alors de masses corticales adhérentes à la capsule, susceptibles de se résorber facilement, s'il ne survient pas d'infection secondaire.

On procède au nettoyage du champ opératoire et, après

Planche III. — Réduction de l'iris avec la spatule dans une opération de cataracte sénile.

avoir vérifié la bonne position du lambeau conjonctival, on applique le pansement.

Extraction simple. — INSTRUMENTS. — L'extraction simple nécessite la même instrumentation, y compris la pince à iridectomie et les ciseaux (on ne sait jamais si l'iridectomie ne sera pas nécessaire). Quelques opérateurs emploient de préférence, pour cette opération, l'écarteur simple de Pellier (fig. 39) ou ceux de Noyes (fig. 14 et 23); on peut faire aussi écarter les paupières par un aide. L'aide doit surveiller avec beaucoup de soin l'application du blépharostat; la branche qui soutient la paupière supérieure doit être maintenue à distance du bulbe dès que le patient vient à contracter les paupières.

Cette précaution est particulièrement utile après la section, pour éviter le prolapsus du vitré.

On a modifié la construction des blépharostats pour permettre leur rapide enlèvement (fig. 40, 41).

A la place de la vis, Landolt se sert d'un petit levier que le doigt peut manœuvrer à l'aide d'une crémaillère (fig. 41).

Nous citerons encore les instruments de Mellinger (fig. 18) et de Koster (fig. 17), de Panas (fig. 25), de Pley (fig. 24).

Si l'opérateur se place, pour opérer l'œil gauche, à gauche, l'aide se mettra derrière la tête du patient. Cette disposition convient aussi pour l'extraction avec iridectomie. L'aide saisit l'extrémité externe de l'écarteur avec le pouce et les deux premiers doigts de la main droite et le soulève légèrement du globe.

La courbure que présentent ordinairement les écarteurs permet à la main de se disposer de côté, sans gêner l'opérateur.

TECHNIQUE. — L'extraction simple se pratique de la même façon que l'extraction combinée, mais le lambeau doit être un peu plus grand, les points de ponction et de contre-ponction se feront tout au voisinage du méridien horizontal de la cornée. Dans ce procédé opératoire, on peut également faire l'extraction inférieure, mais comme on n'a jamais la certitude de ne pas avoir à pratiquer une iridectomie, il est préférable de choisir la section supérieure.

Au reste, la grandeur du lambeau dépend de la grosseur présumée du noyau et de l'étendue de la cornée ; si la cornée est petite, le lambeau doit circonscrire la moitié de la cornée et côtoyer le limbe ; si elle est étendue, ou si le noyau est présumé petit, la base du lambeau peut s'élever légèrement au-dessus du centre pupillaire et la section peut être moins périphérique.

Dans l'opération sans iridectomie, il vaut mieux obtenir un lambeau trop grand que trop petit.

Après avoir bien saisi le globe près du bord cornéen inférieur (pl. II), on détermine rapidement les points de ponction et de contre-ponction et on s'assure que le tranchant est bien dirigé en haut.

La section s'effectue par des mouvements de va-et-vient.

On suit autant que possible le bord cornéen, et, lorsqu'on arrive près du bord supérieur, on prend soin de tailler un lambeau conjonctival, en continuant à sectionner dans la direction de la sclérotique, au-dessous de la conjonctive, suivant la largeur que l'on veut donner à ce lambeau ; on redresse alors la lame du couteau, pour traverser rapidement la conjonctive.

En général, les partisans de l'extraction simple préfèrent le lambeau conjonctival qui, grâce à l'accolement rapide de la plaie, préserve du prolapsus de l'iris, et peut, dans une certaine mesure, protéger contre l'infection.

Czermak a montré qu'un large lambeau conjonctival peut nuire au rapprochement rapide des bords de la plaie.

Après la section, au lieu de pratiquer l'iridectomie, on fait la discission avec le kystitome, en évitant soigneuse-

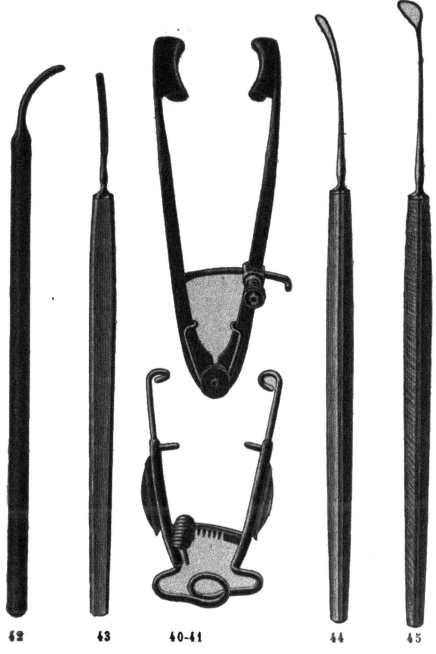

Fig. 39 à 45. — Instruments pour la cataracte.

Fig. 39. Ecarteur de Pellier. — Fig. 40. Ecarteur de Lang. — Fig. 41. Ecarteur de Landolt. — Fig. 42. Spatule de verre de Pagenstecher. — Fig. 43. Couteau à pointe mousse de Desmarres. — Fig. 44. Anse fenêtrée étroite de Snellen. — Fig. 45. Anse fenêtrée large de Weber.

ment toute déchirure de la zonule ou tout déplacement du noyau.

Après discission, l'extraction se fait tout comme dans l'extraction combinée ; mais en passant à travers la pupille, la cataracte entraîne plus ou moins l'iris, qui reprend spontanément sa place ou que l'on réduit avec la spatule (pl. III).

Si la pupille ne redevient pas régulièrement ronde, une sonde fine servira à replacer l'iris. Lorsque, malgré cela, la pupille reste déplacée, mieux vaut recourir immédiatement à l'iridectomie. Après la sortie du noyau, on procède aussi vite que possible à l'expulsion des masses, pour ne pas laisser l'iris séjourner dans la plaie.

S'il reste des masses d'un certain volume, on les extrait avec une curette, celle de Critchett par exemple.

Lavage de la chambre antérieure. — Et si, malgré tout, il reste encore des masses, on fait immédiatement l'iridectomie, pour permettre une évacuation plus complète. On a, tout récemment, vanté de nouveau le lavage de la chambre antérieure et du sac capsulaire, pour assurer une toilette minutieuse de la chambre antérieure. Cette méthode avait déjà été employée au xviii° siècle par Guérin et abandonnée comme trop périlleuse.

M. Keown, Lippincott, Schiess et Mellinger, Röthlisberg, Erb se sont bien trouvés de l'emploi de cette méthode et y ont eu recours dans un nombre considérable de cas. M. Keown l'a appliquée dans 146 cas.

Lippincott donne une statistique de 100 opérations. Schiess, d'après Röthlisberger, l'a employée dans 238 cas. [Panas a fait construire, dans ce but, une seringue (fig. 5), avantageuse au point de vue de la stérilisation.] En ce qui concerne le liquide à employer pour l'irrigation de la chambre antérieure, on ne doit pas se servir d'une solution nuisible aux tissus, comme l'acide phénique, le sublimé ou même l'eau distillée, susceptibles de léser l'endothélium de Descemet. On évite cet inconvénient, en se servant de la solution saline physiologique ou boriquée à 3 ou 4 0/0.

Ces auteurs considèrent le lavage comme le meilleur procédé pour débarrasser la chambre antérieure des restes de masses. La même technique peut également être utilisée dans la cataracte traumatique.

Aspiration. — L'aspiration qui a été recommandée pour extraire les masses molles n'est pas exempte de dangers et en tout cas, doit être pratiquée avec une seringue ou un appareil stérilisés.

[L'instrument (fig. 46) imaginé par Redard est d'un usage pratique, mais l'aspiration ne doit être employée qu'à titre exceptionnel].

Modifications à l'opération de la cataracte sénile. — Dans l'espérance d'une guérison plus rapide, on a modifié certains temps opératoires.

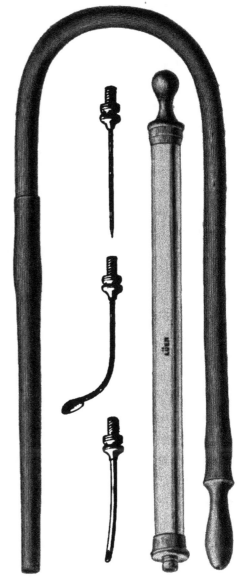

Fig. 46. — Instrument du docteur Redard pour succion de la cataracte molle.

Discission avant la section. — 1° Les opérateurs anglais

aux Indes, comme Elliot et Pope, préfèrent pratiquer la discission avec l'aiguille de Bowman avant la section de la cornée. Ce procédé permettrait une précision plus grande en supprimant l'épanchement sanguin, si fréquent dans la discission habituelle. On serait, en outre, mieux renseigné sur la nature de la cataracte, la grosseur du noyau, l'état de mollesse ou de fluidité de la zone corticale.

J'emploie ce procédé depuis longtemps dans les cataractes des jeunes sujets, pour déterminer la grandeur du lambeau cornéen.

DISCISSION AU COUTEAU. — Certains opérateurs pratiquent la discission avec la pointe du couteau. Dans le cas où il est nécessaire d'agir vite, ce procédé peut avoir quelque valeur.

EXCISION CAPSULAIRE. — Au lieu de la discission, quelques opérateurs préfèrent exciser un morceau de la capsule avec une pince capsulaire (fig. 52 à 54). Cet instrument, analogue à une pince à iris, doit présenter des dents regardant un peu en bas. On l'introduit comme dans une iridectomie et on arrache la portion de capsule saisie.

Ce procédé exige beaucoup d'habileté et une pince bien construite, sous peine de déchirer la zonule et de donner issue au vitré.

Rochon-Duvigneaud (1) a recommandé l'emploi d'une pince courte dont les mors sont dentés sur une longueur de 5 mm. ; l'écartement du mors est limité par un verrou à 6 mm. ; cette disposition assure une prise large de la capsule.

EXTRACTION DANS LA CAPSULE. — L'extraction de la cataracte avec sa capsule convient spécialement aux cataractes supramûres avec atrophie de la zonule de Zinn.

Cette atrophie de la zonule se rencontre dans la cataracte morgagnienne. Cette cataracte se détache facilement en totalité de ses ligaments suspenseurs. Les *cata-*

---

(1) ROCHON-DUVIGNEAUD, Société d'ophtalmologie, mai 1903.

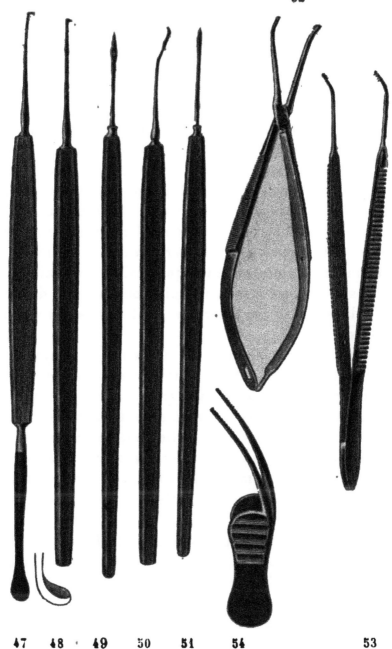

47   48   49   50   51   54   53

Fig. 47 à 53. — Instruments pour la kystitomie.

Fig. 47. Kystitome de de Graefe et curette. — Fig. 48. Kystitome de
de Graefe. — Fig. 49. Aiguille à cataracte. — Fig. 50. Kystitome
de Schweigger. — Fig. 51. Kystitome de Weiss. — Fig. 52.
Pince capsulaire de Wicherkievicz. — Fig. 53. Pince capsulaire
de Cooper. — Fig. 54. Pince capsulaire de Tréacher-Collins.

On peut l'éviter par une bonne cocaïnisation. Le corps vitré étant ouvert, l'asepsie la plus minutieuse est de rigueur ; l'incision doit être supérieure et comporte un lambeau conjonctival. Elle doit être suffisamment grande pour permettre l'issue facile du cristallin. Après l'iridectomie, on introduit la curette de Pagenstecher (fig. 59) derrière le bord supérieur du cristallin ; l'aide exerce une pression légère avec la spatule sur la partie inférieure de la cornée, et bientôt la cataracte s'engage dans la plaie.

EXTRACTION SOUS-CONJONCTIVALE. — Cette opération fut employée par quelques opérateurs dans le siècle dernier (Alexander, Desmarres, Pansier et Vacher). Czermak l'a récemment recommandée lorsqu'il existe des craintes de prolapsus du vitré (démence, agitation, luxation du cristallin dans la chambre antérieure, épilepsie, accès violents de toux, etc.).

Ce procédé consiste à tailler un lambeau conjonctival aussi large que possible, reliant le bord cornéen et la conjonctive de l'équateur, par un large pont conjonctival. On évite ainsi le bâillement considérable de la plaie et pourtant l'incision suffit pour la sortie de la cataracte.

L'extraction par lambeau inférieur permet d'éviter autant que possible l'hémorragie du lambeau dans la chambre antérieure ; on peut aussi instiller au préalable de l'adrénaline.

Accidents et fautes opératoires. — 1° FRIABILITÉ DE LA CONJONCTIVE. — La conjonctive chez les sujets âgés peut être si fragile qu'elle se déchire sous la pince ; on peut alors employer, pour fixer le globe, le crochet de Pamard (fig. 26) ou l'instrument de Schweigger (fig. 50).

2° AFFAISSEMENT DE LA CORNÉE. — Chez les personnes âgées à sclérotique rigide, surtout après instillation abondante de cocaïne, du sang ou de l'air peuvent s'introduire après la section dans la chambre antérieure ; cela est sans importance, toutefois le sang peut gêner la discission.

Chez les mêmes sujets, il est quelquefois nécessaire d'exercer une pression assez forte pour faire sortir le cristallin ; la pression intra-oculaire est si faible qu'après l'extraction, la cornée s'excave profondément. Ce phénomène n'a pas de suites fâcheuses. Le premier pansement doit être très peu serré pour permettre à la cornée de revenir en place, grâce à l'humeur aqueuse qui se reforme.

3° SECTION DÉFECTUEUSE. — On peut commettre des fautes dans l'exécution de la section ; le couteau peut pénétrer entre les lames cornéennes ou être introduit, le tranchant en bas, dans la chambre antérieure, on doit alors le retirer rapidement sans perdre d'humeur aqueuse et le réintroduire en bonne position, autant que possible dans la première incision.

En second lieu, l'introduction lente du couteau ou un tremblement de la main favorisent la sortie de l'humeur aqueuse et amènent l'iris au-devant du couteau. Dans ce cas, mieux vaut continuer tranquillement sa section, quitte à produire ainsi une iridectomie irrégulière, facile à compléter ensuite avec la pince et les ciseaux.

4° LAMBEAU TROP PETIT. — Des inconvénients bien plus graves résultent d'un trop petit lambeau, surtout lorsqu'il y a un gros noyau. On doit alors rapidement agrandir l'incision, soit à l'aide du couteau mousse de Desmarres (fig. 43), soit à l'aide des ciseaux de de Wecker (fig. 61) ou de Stevens. On peut aussi fixer avec le kystitome un noyau dur maintenu dans la plaie.

Lors de l'incision, la contraction des paupières peut faire écouler brusquement l'humeur aqueuse et entraîner l'iris dans la plaie ; on saisit parallèlement à l'incision et on sectionne l'iris.

5° DISCISSION INSUFFISANTE. — La discission peut être im-

possible ou incomplète par suite d'une dureté anormale
ou d'un épaississement de la capsule. Le même résultat
peut provenir soit de la mauvaise qualité de l'instrument,
soit d'une manœuvre insuffisante ; gardons-nous dans ce
cas d'une trop forte pression, qui ferait apparaître le vitré
en même temps que la cataracte. Lorsqu'on voit la plaie
bâiller fortement et que la cataracte ne se présente pas, il
faut toujours soupçonner une discission insuffisante.

6o SUBLUXATION DU NOYAU. — La tendance du noyau à
glisser sous le corps ciliaire constitue un accident sérieux ;
on doit songer à cette fausse direction si le noyau ne se
présente pas dans la plaie par son bord supérieur. Aidé
d'un bon éclairage, on repousse avec le kystitome le noyau,
jusqu'à ce que son bord supérieur affleure la plaie ; par
une pression rapide sur la partie inférieure de la cornée,
on réussit à faire engager le cristallin dans la plaie.

7o PERTE DU VITRÉ. — La perte du vitré est une complication redoutable. On doit autant que possible l'éviter, car
elle peut avoir de fâcheuses conséquences : troubles du
vitré, infection, décollement de la rétine. Ce dernier survient particulièrement chez les myopes, il peut aussi apparaître tardivement et entraîner la cécité. Le prolapsus
du vitré entraîne en outre habituellement une déformation de la pupille, en empêchant la réduction de l'iris.
Cet accident n'entraîne pas toujours totalement la perte
de la vue ou de l'œil. Néanmoins, qu'il s'agisse de la cataracte ou d'une autre opération, le *respect du vitré* reste
un principe fondamental de la technique chirurgicale
oculaire.

Anormalement fluide, le vitré se distingue à peine de
l'humeur aqueuse, aussi l'opérateur doit-il redoubler d'attention dans les cas où il peut soupçonner cet état (myopie, irido-choroïdites).

Le corps vitré normal se présente sous l'aspect d'une
substance transparente, ressemblant à du blanc d'œuf, à

travers laquelle on perçoit la coloration du fond de l'œil. L'enlèvement rapide de l'écarteur, qui supprime toute pression sur l'œil, et le repos du malade peuvent réussir à en empêcher l'issue.

Causes du prolapsus du vitré. — Ces causes peuvent provenir :

1° D'un état pathologique de l'œil ou de la zonule (myopie forte, cataracte supramûre, uvéite chronique, dégénérescence du vitré, etc.) Le tremblement du cristallin indique souvent cette liquéfaction du vitré. Dans la luxation du cristallin, la perte du vitré est presque inévitable.

2° Sur un œil normal, d'un mouvement intempestif du malade ; sous l'influence d'une légère douleur ou sans cause, une contraction des muscles extrinsèques du globe et des paupières peut provoquer cette issue de vitré.

3° Enfin et surtout, d'une faute opératoire. Nous avons déjà signalé la forte pression par la pince à fixation et la piqûre de l'angle interne au cours de la taille du lambeau. Une discission brutale est également susceptible d'entraîner la perte du vitré avant la sortie du cristallin. On peut encore la provoquer en essayant d'extraire, après la sortie du cristallin, les parties épaissies de la capsule. Il faut se contenter de pressions légères. Enfin, l'introduction d'instruments dans la chambre antérieure, après l'expulsion de la cataracte, est susceptible d'entraîner une blessure du vitré et son prolapsus.

Conduite à tenir dans le prolapsus du vitré. — L'opération est d'autant plus compromise que le vitré s'échappe d'une façon précoce au cours de l'opération.

Si le vitré apparaît aussitôt après la section, il faut saisir rapidement l'iris, le sectionner avec les ciseaux et extraire la cataracte avec l'anse.

Pendant toute cette manœuvre, aussi rapide que possible, il faut éviter toute pression sur le bulbe avec les instruments ou l'écarteur.

L'anse doit être assez large pour bien saisir la cataracte. On l'introduit verticalement derrière la cataracte et on la retire en l'appliquant quelque peu contre la cornée. Aussitôt l'extraction faite, on laisse les paupières se fermer et on applique le pansement ; il est inutile de réduire l'iris. Il ne faut pas chercher à extraire une cataracte qui disparaît dans le vitré. Dans ce cas, on place le pansement et on attend quelques jours ; la cataracte peut revenir à sa place et être accessible à l'anse.

Le prolapsus est quelquefois la conséquence d'une incision trop petite, nécessitant une forte pression pour l'extraction, et, par suite, exposant à la rupture de la zonule.

Lorsqu'on a des raisons de redouter un prolapsus, on doit pratiquer toute l'incision en territoire cornéen.

8° HÉMORRAGIE DE LA CHOROÏDE. — L'hémorragie de la choroïde constitue un accident terrible au cours de l'opération. Il se produit brusquement une douleur très vive, l'hémorragie envahit la profondeur de l'œil, corps vitré, rétine et choroïde, un flot de sang s'écoule dans la plaie et la perte de l'œil en est la conséquence [*hémorragie expulsive*]. Cette complication peut aussi survenir après l'opération ; on s'en aperçoit par la vive douleur éprouvée par le malade et par l'apparition du sang sur le pansement ; l'énucléation immédiate est indiquée.

[9° RENVERSEMENT DU LAMBEAU. — Cet accident survient à l'occasion d'un clignement intempestif; pour l'éviter ou le faire disparaître, il faut saisir la lèvre ciliaire de la paupière supérieure et l'attirer en avant en réduisant le lambeau avec une spatule s'il n'a pas de tendance à s'appliquer spontanément. Cet accident peut exposer au retard de cicatrisation et à l'infection.]

Pansement et traitement consécutif. — Le pansement constitue le meilleur moyen de préserver la plaie d'une infection secondaire ; la plupart des ophtalmologistes appliquent un pansement sur l'œil opéré pendant quelques jours. Pour ma part, j'applique un pansement pendant 24 ou 48 heures sur les deux yeux ; ensuite sur l'œil opéré, seulement pendant 3 à 6 jours, enfin j'applique un pansement seulement la nuit pendant 14 jours.

. Chez des malades indociles, portés à se frotter ou à se gratter l'œil pendant la nuit, on intercale la coque en aluminium de Snellen ou la gouttière métallique de Fuchs.

Si l'on n'applique pas de pansement, on devra tout au moins protéger l'œil à l'aide de la coque métallique ou à l'aide de lunettes spéciales (Pagenstecher).

24 heures après l'opération, on peut examiner l'œil, en se contentant de regarder la partie inférieure de la cornée et de la chambre antérieure, sans découvrir la plaie recouverte par la paupière supérieure.

On doit imposer le repos au lit pendant 24 heures, mieux encore pendant quelques jours, surtout avec l'extraction simple. Dans ce dernier cas surtout, une grande immobilité de la part du malade est indispensable.

Knapp recommande même d'attacher les mains des patients.

Pendant les trois premiers jours, on prescrit une alimentation liquide pour éviter les mouvements de mastication.

Avec l'extraction combinée on peut déjà, après trois jours, laisser les malades quitter presque entièrement leur lit. Plus les patients sont âgés, moins il faut les maintenir alités.

On doit prolonger la surveillance des opérés de cataracte au moins pendant 16 jours.

Complications post-opératoires. — 1o RETARD DE LA CICATRISATION. — On l'observe chez les individus débiles ou en état de misère physiologique, il expose à l'infection.

2o INFECTION. — L'infection avec suppuration de l'œil après l'opération est une complication malheureuse, qui peut déjà se manifester dans les 24 premières heures par une infiltration de la plaie et un trouble diffus de la cornée ; très souvent l'infection gagne rapidement l'intérieur de l'orbite et la panophtalmie s'accompagne d'exophtalmie (phlegmon de l'orbite). L'infection peut aussi survenir plus tard, aussi longtemps que la plaie n'est pas complètement cicatrisée.

Cette complication s'annonce en général par une vive douleur dont il faut tenir le plus grand cas, car, au début, ce redoutable processus peut encore être arrêté ou diminué.

3° OPHTALMIE SYMPATHIQUE. — On peut voir revenir avec une ophtalmie sympathique des malades qu'on avait laissés rentrer chez eux avec un œil légérement rouge et quelques dépôts sur la face postérieure de la cornée. Dans ces dix dernières années, l'ophtalmie sympathique après l'opération de cataracte est devenue cependant plus rare.

4° IRITIS ET IRIDOCYCLITE. — L'iritis et l'iridocyclite surviennent moins fréquemment que dans la période pré-antiseptique ; elles entraînent une irritation anormale de l'œil qui contribue à la formation de la cataracte secondaire ; lorsqu'un œil opéré de cataracte présente encore de l'injection ciliaire après trois semaines, il est fréquent de rencontrer, surtout à la loupe, des petites taches d'exsudat sur la face postérieure de la cornée (iritis séreuse). Cette forme d'infection peut durer très longtemps et expose à l'ophtalmie sympathique. Dans ce cas, on aura recours à l'énucléation, si le traitement antiseptique et l'emploi de l'atropine ne donnent pas de résultats.

5° DÉCOLLEMENT CHOROÏDIEN. — On peut encore rencontrer un accident peu grave dû à l'irruption de l'humeur aqueuse sous la choroïde ; après cicatrisation, la chambre antérieure diminue de profondeur et à l'ophtalmoscope on constate l'existence d'un soulèvement de coloration grisâtre ou gris brunâtre proéminant dans le vitré ; il ne faut pas se laisser effrayer par cette pseudo-tumeur.

Fuchs a observé assez souvent cet accident, sans qu'il en soit résulté grand dommage.

6° GLAUCOME. — Le glaucome après cataracte constitue une très pénible complication, heureusement peu fréquente [L'enclavement irien ou capsulaire est un facteur important de cette complication].

7° FISTULE CORNÉENNE. — Une irritation persistante de l'œil peut reconnaître pour cause une fistule causée le plus souvent par une cicatrisation lente, qui permet à l'épithélium de pénétrer dans la plaie. L'œil présente un abaissement de tension, comme s'il était atteint de cyclite ; une faible pression sur le globe, dans la région de la cicatrice, permet d'observer un léger suintement à ce niveau.

Une cautérisation au galvanocautère suffit à amener la guérison.

[8° TROUBLES DE LA CORNÉE. — Les troubles cornéens peuvent se présenter, comme le dit Terrien (1), sous trois aspects différents : 1° la kératite, dite marginale, qui peut disparaître sans laisser de traces ;

2° Le plissement vertical de la cornée, appelé à tort kératite striée, bien étudié par Hess ; ce trouble ne persiste pas habituellement ;

3° Le trouble cornéen diffus pour la production duquel l'emploi des lavages semble jouer le principal rôle.]

6. *Opération de la cataracte secondaire*. — Grâce aux méthodes modernes, cette intervention est presque inoffensive et peut donner d'excellents résultats. Elle a pour but de débarrasser le champ pupillaire de la membranule qui l'obstrue.

Le plissement de la capsule postérieure peut suffire à empêcher une bonne vision. Les restes de la capsule antérieure, la prolifération de l'épithélium, les masses corticales non évacuées contribuent à la formation d'une membranule continue, mince, grisâtre. La présence de cette membranule réduit l'acuité visuelle au 1/4 ou au 1/6.

---

(1) TERRIEN, Chirurgie de l'œil et de ses annexes.

S'il est survenu de l'iritis après l'opération, la cataracte secondaire est encore plus épaisse. Chez les myopes, il se forme presque toujours une membranule plus ou moins dense.

La présence d'une quantité notable de masses n'entraîne pas toujours la cataracte secondaire ; s'il ne survient pas d'infection, on peut voir, après un temps suffisamment long, la pupille se dégager complètement.

INDICATIONS. — Les indications de la *discission* de la cataracte secondaire ou de la capsule postérieure dépendent de l'acuité visuelle nécessaire à l'opéré.

Celui dont les travaux exigent une excellente acuité visuelle aura besoin de subir l'opération de la cataracte secondaire avec une acuité visuelle de 1/2 seulement.

On peut entreprendre l'opération de la cataracte secondaire depuis le 14º jour après l'opération jusqu'à 3 semaines. Si la guérison de la cataracte évolue normalement, cette intervention précoce est d'autant plus indiquée que la membranule est encore mince et qu'elle peut devenir, avec le temps, plus épaisse et plus dure. Cette discission précoce est très facile, surtout dans les parties les plus minces de la membranule.

Mais ici, plus qu'ailleurs, intervient cette règle générale de chirurgie oculaire : *s'abstenir d'opérer un œil enflammé.*

La discission peut aussi se faire 4 à 8 semaines après l'opération.

Autrefois cette opération était aussi dangereuse que celle de la cataracte. On ne l'entreprenait pas volontiers, car elle pouvait entraîner la panophtalmie ou l'ophtalmie sympathique.

La guérison de la petite plaie survient d'autant mieux qu'elle aura été pratiquée sous la conjonctive, au niveau du bord scléral. La cicatrisation se fait vite, la plaie siégeant dans un tissu vascularisé, et l'issue du vitré se produit avec beaucoup moins de facilité.

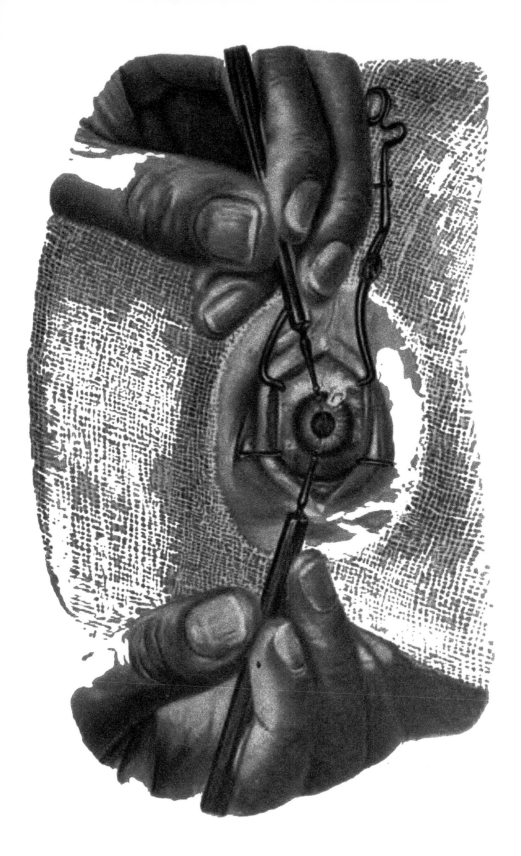

Le prolapsus du vitré crée une voie à l'infection dans
l'intérieur de l'œil et, pour le moins, retarde la guérison
et occasionne des douleurs ; il peut être l'origine d'une
kératite filamenteuse, complication moins dangereuse,
mais très lente à guérir. L'emploi d'aiguilles défec-
tueuses favorise l'issue du vitré (fig. 11).

SOINS PRÉPARATOIRES. — Les soins préparatoires sont les
mêmes que dans la cataracte.

Les précautions antiseptiques les plus sévères doivent
être observées.

On doit prendre garde de ne pas souiller son aiguille
par une fausse manœuvre (fig. 2).

INSTRUMENTATION. — Les instruments nécessaires sont
représentés dans les figures 61 à 69.

Une aiguille trop souvent aiguisée peut agir comme un
poinçon et produire un trou arrondi qui se ferme mal. On
peut aboutir au même résultat avec des instruments de
mauvaise construction ou mal aiguisés. La tige de l'instrument doit obturer la plaie. On peut employer, dans ce
but, des aiguilles à discission de différentes formes (fig. 49,
64 et 67), ou de fins couteaux comme ceux de Knapp
(fig. 65 et 66), de Kuhnt.

TECHNIQUE. — La technique opératoire varie suivant la
nature de la cataracte secondaire. Avant tout, il faut l'examiner avec un bon éclairage latéral et à la loupe, afin de
se bien rendre compte de sa constitution et de la situation
des parties les plus noires, par conséquent les plus minces.
On choisit pour la discission celles qui se trouvent le plus
près du centre pupillaire.

Il est indispensable d'être bien éclairé ; la lumière électrique est préférable.

Discission simple. — TECHNIQUE. — Après instillation
d'atropine et de cocaïne, mise en place du blépharostat,
on saisit le bulbe avec la pince à fixer, à l'endroit diamé-
tralement opposé du bord scléral où doit pénétrer l'ins-

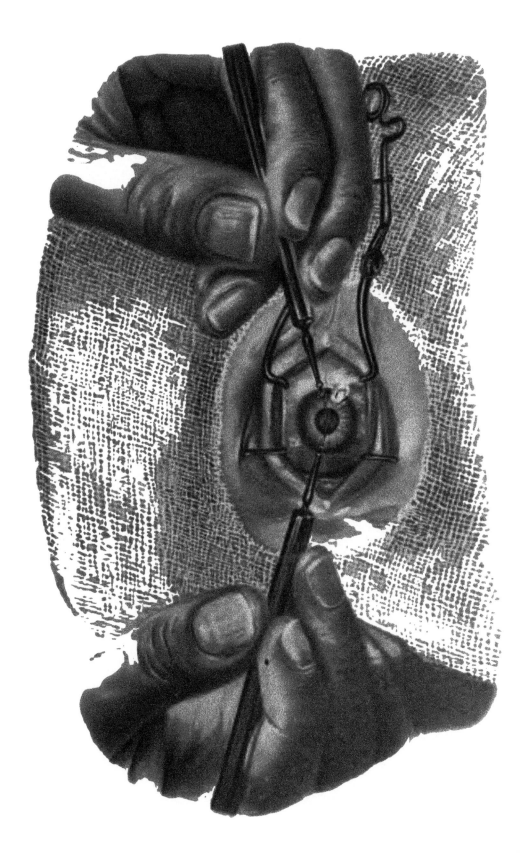

... de limbe et on fait pénétrer l'instrument dans la chambre antérieure, devant l'iris, jusqu'à la portion amincie de la membranule.

On fait décrire à l'aiguille ou au couteau capsulaire un arc de 90°. On évite de pénétrer dans les parties épaisses de la membranule et de porter l'instrument profondément dans le vitré. On réussit assez facilement, avec un bon instrument à ne pas perdre de vitré.

Dans le cas de membranule plus épaisse, sans parties amincies, on pénètre plus directement, en traversant la cornée à 2 ou 3 mm. en dedans du limbe.

Discission avec deux aiguilles. — On peut aussi pratiquer l'opération avec deux aiguilles (Bowman).

TECHNIQUE. — Les deux aiguilles sont introduites comme le montre la planche IV, à 2 ou 3 mm. du limbe, et menées jusqu'au milieu de la pupille. On écarte alors les pointes l'une de l'autre, de façon à produire une courte déchirure horizontale. Cette déchirure est élargie perpendiculairement en portant une aiguille en haut, l'autre en bas. Il en résulte une ouverture assez grande, même si la membrane est épaisse et rigide.

Résection. — INDICATIONS. — Lorsqu'il existe, au milieu d'une membranule, une partie épaisse, on peut se servir de la pince capsulaire (fig. 62). La cornée est incisée au niveau ... de chambre étroit (fig. 33) et l'on saisit la membranule avec la pince capsulaire (fig. 68 et 69). Ce procédé est plus radical que le précédent, mais il expose à une hernie du vitré et au prolapsus. ...

Nous considérons l'extraction comme le procédé de choix dans le traitement de la cataracte secondaire. Toutes

Planche IV. — Opération de la cataracte secondaire par discission avec deux aiguilles.

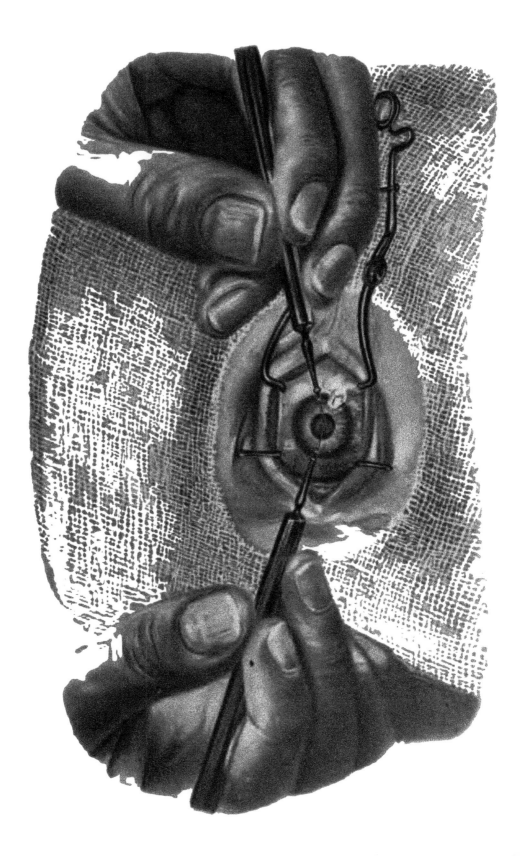

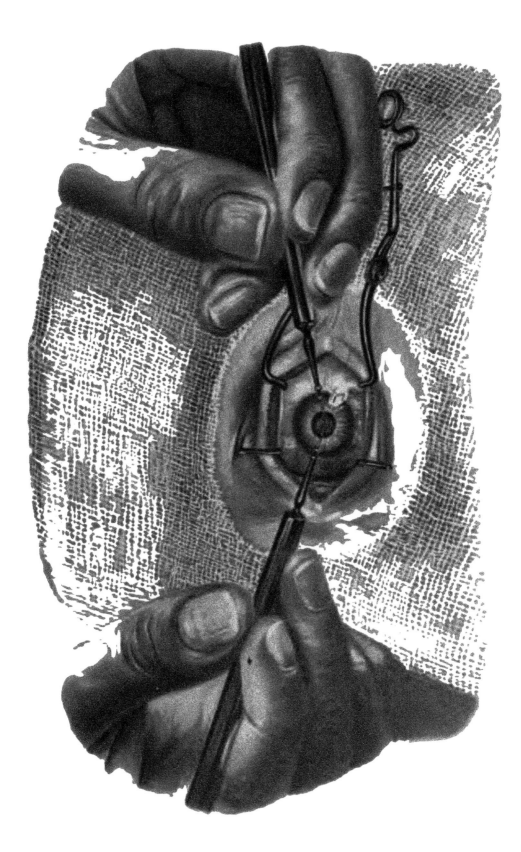

les fois que ce sera possible, on aura recours à l'*extraction totale* (Panas, Pley) (1) et à son défaut à l'*extraction partielle* (de Wecker). L'extraction est d'autant plus complète et d'autant plus facile que l'on attend assez longtemps, *cinq à six mois*, après l'opération de la cataracte.

TECHNIQUE. — Incision à la pique sur une largeur de

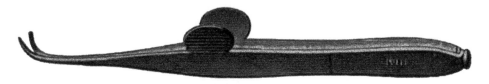

Fig. 68. — Pince capsulaire du professeur Panas.

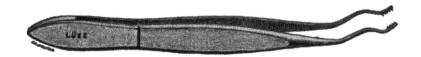

Fig. 69. — Pince du D' Pley, pour l'extraction de la cataracte secondaire.

5 mm. environ à la partie supérieure de la cornée, au niveau de l'ancienne cicatrice. On saisit alors la membranule avec la pince de Panas (fig. 68), de Terson ou de Pley (fig. 69) ; lorsque la pince a bien saisi la membranule, il faut effectuer lentement de petites tractions pour extraire en entier la membrane.

L'amélioration de l'acuité visuelle est plus considérable par le procédé de l'extraction totale, comme il résulte des observations rapportées par Pley et par Terrien (2). Ce procédé est, dans bien des cas, préférable à la discission

(1) PLEY, Extraction de la cataracte secondaire, thèse, Paris, 1898.
(2) F. TERRIEN, Opération de la cataracte secondaire par extraction, *XIII° Congrès international de méd. et de chir.*, sect. d'ophtalm., août 1900.

dans laquelle les lambeaux de la capsule ne peuvent s'écarter que momentanément et peuvent se coapter à nouveau.]

Irido-capsulotomie. — Il est quelquefois difficile de créer une ouverture dans le véritable diaphragme que présentent certaines cataractes secondaires épaisses et présentant une adhérence complète avec l'iris. On rencontre aussi cet état dans les cataractes traumatiques suivies d'accidents infectieux.

Avant tout, on ne doit jamais opérer avant un intervalle de 6 mois ou 1 an après cessation des phénomènes inflammatoires, sans quoi l'ouverture pratiquée s'oblitère très rapidement.

TECHNIQUE. — 1° *Procédé de Knapp.* — Un bon procédé, dans ce cas, est le suivant :

On introduit, au voisinage du limbe, parallèlement et à une distance de 3 mm., 2 aiguilles de Bowmann que l'on conduit à travers le diaphragme irien. Elles ont pour rôle d'empêcher le recul de l'iris, lorsque l'on coupe le diaphragme entre les deux aiguilles. Le couteau de Knapp est introduit du côté nasal, près du bord cornéen dans le méridien horizontal (pl. V), avec la lame regardant en arrière, l'on coupe aussi complètement que possible le tissu entre les deux aiguilles. Avec ce procédé, on ne perd pour ainsi dire pas de vitré.

2° *Procédé de de Wecker.* — Le procédé de de Wecker est très précieux dans certains cas. On se sert d'une pince-ciseaux de de Wecker (fig. 61). Après une section, analogue à celle de l'extraction linéaire, avec un couteau ou à la lance, on engage la pince-ciseaux, dans la chambre antérieure ; la branche postérieure passe derrière la capsule et l'iris, la branche antérieure en avant. La section pro-

---

Planche V. — Opération de la cataracte secondaire avec le couteau de Knapp.

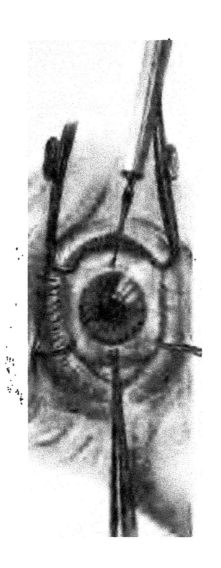

duit une ouverture largement béante ; si c'est nécessaire, on peut pratiquer une deuxième section en forme de V.

D'autres méthodes ont été recommandées pour détacher une portion de la masse irido-capsulaire, mais la perte du vitré dépasse généralement les prévisions ; on en perd déjà beaucoup avec l'incision, pourtant petite, nécessitée par l'introduction de la pince de de Wecker.

[**Discission postérieure précoce**. — Le professeur de Lapersonne et Poulard ont obtenu des résultats encourageants par un nouveau procédé de discission qui a fait l'objet d'une communication au congrès international de Lucerne de 1904. Ce procédé diffère entièrement des anciens procédés recommandés par Knapp (discission antéro-postérieure) ou par Rivaut Landraut (kystitomie de la cristalloïde postérieure après extraction). Cette opération se pratique en moyenne vers le 12e jour. On se sert d'une aiguille spéciale à pointe très acérée, ayant un tranchant légèrement courbé en forme de faucille. La tige de l'instrument est malléable et permet de le courber suivant la saillie du rebord orbitaire.

Technique. — *1er Temps*. — L'aiguille est enfoncée, le tranchant tourné en avant, au niveau du méridien vertical, à 1 ou 2 mm. de la cicatrice. La pointe de l'aiguille est dirigée vers le centre de l'œil et passe en arrière de la capsule.

2e Temps. — Le manche de l'instrument est abaissé de façon à faire saillir la pointe au niveau du bord inférieur de la pupille dilatée. La pointe embrochant d'arrière en avant la capsule.

3e Temps. — Section de la capsule en retirant doucement l'aiguille.]

7. *Opération de la cataracte par réclinaison et abaissement*. — Très employés autrefois avant la méthode par extraction, ces procédés ne sont plus utilisés que dans des cas exceptionnels (fluidité extrême du vitré dans la myopie forte); une incision cornéenne pouvant entraîner

une perte considérable de vitré et le décollement de la rétine. On a recours à la *réclinaison* par *scléroticonyxis*, car l'opération avec pénétration cornéenne (*kératonyxis*) est plus difficile et moins sûre. On se sert d'une aiguille à réclinaison, identique à celle de la figure 64, mais courbée légèrement à sa pointe. Après avoir saisi le globe avec la pince à fixer, comme pour l'opération de cataracte, l'aiguille est introduite à 3 ou 4 mm. du limbe dans la sclérotique, au niveau du méridien horizontal.

Elle est dirigée horizontalement, la partie convexe de la pointe doit être tournée en haut. Lorsque l'aiguille a pénétré d'un demi-centimètre dans le bulbe, on la fait tourner autour de son axe pour amener la pointe convexe en avant. La pointe est introduite alors entre l'iris et le cristallin. Dès qu'elle a pénétré derrière le bord pupillaire, on relève le manche de l'aiguille en haut et le cristallin est enfoncé en arrière et en bas. On doit maintenir un petit instant la cataracte dans sa nouvelle position. On retire ensuite l'aiguille, comme on l'avait introduite.

La cataracte est susceptible de reparaître et de reprendre son ancienne position. Si la cataracte est molle, mieux vaut faire la discission.

L'*abaissement* est encore moins recommandable.

2. — LUXATION DU CRISTALLIN

La luxation du cristallin (transparent ou cataracté) peut être *spontanée* (myopie forte, iridochoroïdites chroniques), ou *traumatique* (choc, blessure, chute, etc.). Elle peut se faire dans le corps vitré ou dans la chambre antérieure. [Elle peut se faire aussi en dehors du globe dans certains traumatismes considérables avec rupture de la sclérotique (luxation sous-conjonctivale)]. L'hypertonie peut survenir dans les deux cas. Le traitement de la luxation compte parmi les interventions les plus difficiles.

Extraction. — Même avec l'anesthésie générale, l'extraction expose, en effet, à une perte notable de vitré avec ses fâcheuses conséquences ; dans le cas de luxation du cristallin dans le vitré, il est souvent bien difficile de saisir le cristallin ; il peut passer facilement à côté de l'anse ; l'incision cornéenne doit être suffisamment grande. L'énucléation sera l'opération de choix dans la luxation consécutive à un état inflammatoire de l'œil ; l'extraction, dans ce cas, expose l'autre œil à l'ophtalmie sympathique.

Discission. — La discission est préférable, dans les luxations incomplètes, surtout chez les jeunes sujets. On se trouvera bien de fixer au préalable le cristallin avec une première aiguille, avant de le disciser. Peu étendue, la discission évite un gonflement trop rapide, permet la résorption des masses et supprime la ponction cornéenne, cause fréquente de perte du vitré. On fait une nouvelle discission, s'il y a arrêt dans la résorption. L'hypertonie est traitée par le repos au lit et les myotiques. Cette méthode de traitement est un peu longue, mais permet d'obtenir de bons résultats ; elle s'applique aussi aux cas d'ectopie congénitale du cristallin.

3. — *EXTRACTION DU CRISTALLIN DANS LA MYOPIE FORTE*

Beer, Mauthner, etc., avaient remarqué que la myopie forte pouvait guérir après disparition du cristallin.

L'opération fut pratiquée pour la première fois par Weber, mais ne fut pas acceptée par ses contemporains. Fukala reprit la méthode 30 ans après et fit une communication en 1889, suivie peu après par celle de Vacher. L'opération fut accueillie avec un enthousiasme peut-être exagéré. Pour moi, et d'après une statistique d'une centaine de cas, je considère qu'il ne faut entreprendre cette opération qu'avec la plus grande prudence,

et en choisissant ses cas. L'opération n'arrête pas l'évolution des altérations maculaires. Les opérés ont tendance
à faire abus de leur vision améliorée, il faudrait les ser-
monner journellement pour qu'ils conservent leurs anciens
ménagements. De plus, le décollement de la rétine survient
peut-être avec plus de fréquence chez les opérés que chez
les autres.

En présence des statistiques des différents opérateurs
nous donnant 10 à 14 0/0 d'insuccès, en présence des complications ultérieures possibles, la plus grande circonspection est un absolu devoir ; la myopie forte a déjà trop de
tendance naturelle au décollement. Dans les mauvais cas,
il peut survenir, comme on en a cité de nombreux exemples,
du *glaucome malin.*

Pour éviter bien des désillusions, on doit réserver cette
opération aux jeunes sujets dont la macula est normale,
et dont la myopie atteint ou dépasse 20 dioptries. On
prend soin de ne pas léser le vitré et de ne pas ponctionner la chambre antérieure, la simple discission pouvant
suffire, chez les enfants, à assurer la résorption.

Il faut laisser de côté la discission terminale de la capsule postérieure, et, dans tous les cas, ne pas la faire avant
6 mois, alors que l'œil est tout à fait tranquille et qu'il
est exempt de toute irritation. Beaucoup d'attention et un
bon éclairage sont nécessaires pour la première discission
de la capsule antérieure, pour éviter la déchirure de la zonule, qui présente en effet, dans ces cas, une fragilité toute
spéciale.

Si la zonule est déjà rompue, lors de la première ponction ou de l'extraction linéaire, le vitré apparaît dans la
plaie et empêche de continuer l'évacuation des masses qui,
en se gonflant, produiront du tonus ; une deuxième ponction devient nécessaire, le vitré se montre à nouveau et
ainsi s'établit un état glaucomateux, contre lequel on lut-
tera sans succès pendant de longs mois.

Pour évacuer les masses après discission, on peut pratiquer une paracentèse de la cornée, suffisamment grande,
à cause de la consistance un peu gluante du cristallin.
Quelques opérateurs préfèrent, même chez les gens encore
jeunes, agir comme dans la cataracte sénile : large incision cornéenne, discission et extraction.

Pour pouvoir porter un jugement définitif sur cette opération, on doit attendre les résultats éloignés. En général,
l'opération ne doit porter que sur un œil, l'autre étant
réservé pour la vision rapprochée ; en cas d'insuccès, on
évite ainsi une double cécité.

En opérant une myopie au-dessous de 15 D., on s'expose
à discréditer la méthode ; pour la vision éloignée, les malades échangent leurs verres concaves contre des verres convexes, et de près, ils perdent le bénéfice d'une vision, dont
ils sont parfois très fiers.

4. — IRIDECTOMIE

L'iridectomie, en tant qu'opération spéciale, comporte
une double subdivision.

1° IRIDECTOMIE OPTIQUE. — Elle a pour but de faire pénétrer dans l'œil les rayons lumineux, dans le cas d'obs-
truction pupillaire par un exsudat inflammatoire, de déplacement de la pupille ou d'opacité centrale de la cornée.
Elle peut être aussi indiquée pour une opacité centrale stationnaire du cristallin.

2° IRIDECTOMIE ANTIGLAUCOMATEUSE. — Elle présente une
indication capitale : l'abaissement du tonus dans le glaucome.

1° IRIDECTOMIE OPTIQUE

Cette opération fut introduite dans la pratique par Beer,
au commencement du siècle dernier.

INDICATIONS. — La valeur de la nouvelle pupille est li-

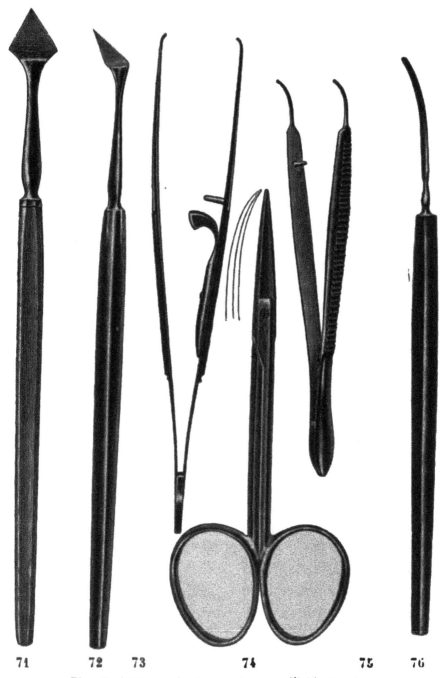

71   72   73   74   75   76

Fig. 70 à 76. — Instruments pour l'iridectomie.
70. Blépharostat de de Graefe. — 71. Pique, vue de face. — 72. Pique, vue latérale. — 73. Pince à fixer. — 74. Ciseaux courbes
à iridectomie. — 75. Pince à iris. — 76. Spatule pour réduire
l'iris.

mitée par ce fait, que les parties périphériques de la cornée et du cristallin présentent une réfraction défectueuse. Plus la pupille est périphérique, moins sont nettes les images rétiniennes, même avec un verre cylindrique.

On doit donc sectionner l'iris le plus près possible du bord pupillaire.

Il existe souvent un éblouissement très pénible après l'iridectomie, surtout dans le cas de taies cornéennes ; on obvie à cet inconvénient, en tatouant la cornée avec de l'encre de Chine.

Le colobome ne doit pas correspondre à une portion de cornée même légèrement leucomateuse, la vue ne serait pas améliorée et il se produirait de l'éblouissement.

L'iridectomie doit, pour atteindre son but, être placée dans la région de la fente palpébrale. En cas de trouble étendu de la cornée, c'est dans la portion la plus claire, qu'il faut pratiquer l'opération.

Pour en déterminer l'emplacement, on porte devant l'œil, après dilatation atropinique, la fente sténopéique dans les différents méridiens, au besoin on y adjoint la correction optique appropriée. Le méridien, où la vision est la meilleure, sera choisi pour l'excision de l'iris. [Si c'est possible, le lieu d'élection, pour l'iridectomie optique, doit être en bas et en dedans].

INSTRUMENTATION. — Les figures 70 à 76 représentent les instruments nécessaires pour l'iridectomie.

TECHNIQUE. — L'œil étant bien nettoyé et cocaïné, le blépharostat (fig. 70) mis en place, on fait l'*incision* habituellement à la pique (fig. 71 et 72). Pour une petite *excision* de l'iris, on a avantage à employer les couteaux lancéolés (fig. 86, 87, 88); au lieu de la pince à iris (fig. 75), on peut se servir du crochet mousse de Tyrrell (fig. 77, 78), qui peut pénétrer dans la chambre antérieure par une toute petite incision cornéenne. Ce crochet mousse ne peut blesser le cristallin ; de plus, son emploi ne détermine aucune

ıstrument est introduit à plat sur l'iris ; on le
ur accrocher le bord pupillaire et on le retire

n du globe au diamètre opposé à celui de
t assurée par un aide ; l'opérateur introduit la
fermée, saisit l'iris près du bord pupillaire,
de la plaie et le sectionne avec les ciseaux
;. 74). Veut-on obtenir une brèche étroite, on
ns une direction radiaire ; veut-on obtenir, au
ı large colobome, on pratique une section pa-
plaie. La pince-ciseaux de de Wecker peut
:s ciseaux à iridectomie. La *réduction* se fait
ule (fig. 76).

ıт CONSÉCUTIF. — Pansement monoculaire pen-
jours, repos au lit pendant 24 heures ; 8 à
surveillance suffisent à la guérison, qui sur-
irement sans complications.

mie dans le glaucome secondaire.— L'iri-
ntre le glaucome secondaire servira de tran-
t d'étudier l'iridectomie anti-glaucomateuse.
ıce *d'une occlusion pupillaire plus ou moins*
e faut pas attendre l'hypertonie et les autres
ıns glaucomateuses.
ofiter d'une accalmie et procéder sans retard
ı.

mie se fait ordinairement en haut et n'a pas
e très étendue. On se sert d'une pique étroite ;
rce une traction lente sur l'iris pour détacher
ces. Souvent le bord pupillaire peut rester
cristallin, si les adhérences sont trop fortes.
ıce *d'une synéchie antérieure étendue,* comme
ıans les perforations suite d'abcès ou les trau-
est bon de prévenir l'apparition possible du
scondaire, en pratiquant une iridectomie dès
présente plus trace d'irritation.

2° IRIDECTOMIE ANTI-GLAUCOMATEUSE

La section de l'iris se pratique en haut, pour que la paupière recouvre le colobome. Elle doit être *large*, s'étendre jusqu'à la périphérie. A. de Graefe revient l'immortel honneur d'avoir fait connaître la guérison du glaucome par l'iridectomie.

Avant sa découverte, tous les glaucomateux étaient voués à la cécité à plus ou moins longue échéance.

Indications. — L'expérience nous a appris que, tout en restant la meilleure méthode de traitement du glaucome, l'*iridectomie* est beaucoup moins efficace dans les cas trop avancés ou chroniques.

L'*iridectomie* est contre-indiquée dans le *glaucome hémorragique*; c'est dans le *glaucome primitif* que cette opération trouve son indication capitale, en particulier dans le *glaucome aigu* et *subaigu* et dans quelques cas de glaucome simple au début, dans lesquels le champ visuel nasal n'est pas encore trop rétréci.

L'*iridectomie* trouve encore son indication dans le *glaucome infantile* au début, chez des enfants d'un certain âge; dans tous les autres cas, la *sclérotomie* est préférable, ainsi que dans les cas avancés de *glaucome simple* ou de *glaucome hémorragique*.

Nous avons vu quel emploi on pouvait faire de l'*iridectomie*, dans le *glaucome secondaire* par occlusion de la pupille; dans les autres variétés de *glaucome secondaire*, on s'adresse habituellement à la *sclérotomie* ou à la simple *paracentèse*. L'*iridectomie* est facilitée par des instillations préalables de myotiques (pilocarpine, ésérine). Une chambre antérieure profonde, une pupille étroite facilitent en effet la pénétration de l'instrument et la section irienne. L'emploi de la morphine, avant l'opération, peut être un utile adjuvant, en favorisant le sommeil qui agit d'une façon favorable sur la tension intra-oculaire.

Il est très imprudent, dans le *glaucome aigu*, de ne pas agir vite.

Si, par suite de l'étroitesse de la chambre antérieure, on ne peut faire pénétrer la pique, on pratique l'*iridectomie* avec un couteau étroit, ou encore l'incision de la cornée par l'extérieur. On comprend toute l'importance d'une bonne anesthésie locale par la cocaïne et l'adrénaline. On doit instiller de l'ésérine dans l'autre œil, à titre préventif.

Il est très important de ne pas placer sous la tête un coussin souple, qui permet un recul de la tête sous l'influence de la douleur, mais il faut la faire reposer sur un plan résistant et la maintenir avec soin, pour éviter tout mouvement.

Iridectomie à la pique. — Technique. — C'est le procédé de choix; la plaie guérit mieux et plus vite qu'une incision au couteau; par contre, le couteau est d'un maniement plus facile.

1er Temps. Incision cornéenne. — Après lavage du sac conjonctival, mise en place du blépharostat, on introduit la pique en haut, parallèlement au limbe, à 2 mm. du bord cornéen (fig. 83). On pousse la pique aussi loin que possible, en évitant de blesser la membrane de Descemet, l'iris ou le cristallin.

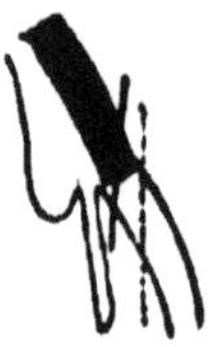

Fig. 83. — Tracé de l'incision à la pique dans l'iridectomie, le trait noir indique la bonne ligne d'incision.

On évite d'intéresser le cristallin, en abaissant contre le front de l'opéré le manche de l'instrument que l'on retire, la pointe longeant, sans l'effleurer, la face postérieure de la cornée. L'étroitesse de la chambre antérieure peut empêcher de pousser assez loin la pique, on peut alors agrandir latéralement l'incision, en retirant l'instrument.

Nous avons indiqué toute l'importance d'une bonne fixation de la tête du malade au cours de l'intervention.

2e Temps. Excision de l'iris. — L'iris peut faire hernie

dans la plaie ou rester dans la chambre antérieure, ce qui vaut mieux pour la section. Dans ce dernier cas, on introduit fermée la pince courbe (fig. 73), on l'ouvre légèrement au voisinage du bord pupillaire et on saisit l'iris. L'aide a soin d'empêcher la rotation en haut du globe oculaire, car le pincement et la traction de l'iris déterminent un mouvement réflexe du patient qui a tendance à produire cette rotation, d'autant plus marquée que la douleur est plus vive, rendant une section régulière de l'iris bien difficile et quelquefois même impossible.

Il ne faut pas se contenter de saisir uniquement la conjonctive, parfois si friable chez les personnes âgées, mais on doit prendre aussi point d'appui sur le tissu épiscléral ; la pince à fixer doit exécuter une sorte de refoulement en arrière plutôt qu'une traction en bas (Pl. VI).

Après avoir extrait de la chambre antérieure 5 à 6 mm. d'iris, on le sectionne avec les ciseaux courbes, leur convexité reposant sur le bulbe. On peut faire cette section d'un seul coup de ciseaux (section en un temps), ou bien couper d'abord une moitié de l'iris, le tendre fortement et couper ensuite l'autre moitié (section en deux temps).

Comme le lambeau d'iris doit être large, et que la section doit porter jusqu'à l'insertion périphérique, il est nécessaire de bien appliquer les ciseaux sur le globe. On peut aussi employer la pince-ciseaux de de Wecker (fig. 61).

Si l'iris fait hernie dans la plaie après incision, on le saisit transversalement et on se comporte comme il vient d'être dit.

3ᵉ Temps. Réduction de l'iris. — Il est très important, après l'opération, de réduire exactement l'iris avec la spatule (fig. 76).

Planche VI. — Iridectomie anti-glaucomateuse.

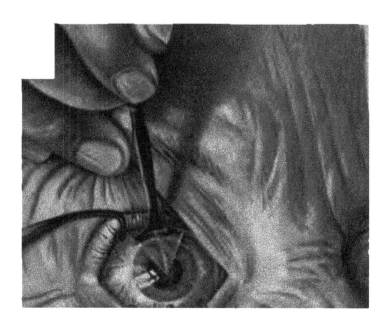

Toute portion d'iris enclavée dans la plaie expose aux dangers d'une nouvelle hypertonie.

L'aspect de la pupille après l'opération doit être celui d'un trou de serrure renversé, le colobome étant plus large à la périphérie qu'au bord pupillaire.

L'iris est parfois très rétréci dans sa partie supérieure, et ne permet qu'une petite excision ; cet inconvénient, joint à l'enfoncement du globe, si fréquent chez les personnes âgées, nous autorise à pratiquer l'*iridectomie temporale* ou *inférieure*. D'autant que cet état s'observe surtout dans les cas invétérés de *glaucome*, où on agit plus contre la douleur que dans un but optique.

Dans toute *iridectomie*, et en particulier dans l'*iridectomie anti-glaucomateuse*, il ne faut pas faire l'incision trop intra-cornéenne (fig. 83, ligne ponctuée). La plaie doit siéger aussi près que possible de l'angle de la chambre antérieure, pour permettre une excision périphérique suffisante.

Iridectomie au couteau (de Graefe). — INDICATIONS. — Elle expose moins à la blessure du cristallin, mais la cicatrisation se fait moins bien et, si l'on pratique une incision trop périphérique, le cristallin peut être expulsé sous l'influence de la pression intraoculaire.

TECHNIQUE. — Avec un couteau très étroit, on pénètre dans la chambre antérieure, comme dans l'opération de la cataracte, mais les points de ponction et de contre-ponction ne doivent pas être distants l'un de l'autre de plus de 6 à 8 mm. La section doit être intrasclérale, à 2 mm. environ du limbe.

Section extérieure au couteau ou au scarificateur (Gayet, Scholer). — La section se fait ici, de dehors en dedans, soit au couteau de de Graefe, ou mieux avec un instrument à lame convexe, le scarificateur, par exemple. Ce procédé est indiqué, lorsque l'espace entre la cornée et l'iris est nul ou peu marqué, comme c'est le cas dans

certains glaucomes primitifs et dans quelques cas de glaucome secondaire. La section se pratique sur le bord cornéen ou mieux sur le bord scléral de dehors en dedans
jusqu'à ouverture légère de la chambre antérieure ; avec
un instrument approprié : ciseaux de de Wecker (fig. 61),
de Stévens (fig. 102), couteau de Desmarres (fig. 43), introduit dans l'angle de la chambre antérieure, on agrandit
la plaie cornéenne.

Action favorable de l'iridectomie. — L'action de
l'iridectomie dans le *glaucome primitif* est restée, jusqu'à
nos jours, aussi difficile à expliquer que la nature même
de cette affection. On peut penser que l'incision du globe
produit une sorte de cicatrice filtrante, soupape de sûreté
contre l'hypertension. Se fondant sur cette hypothèse, de
Wecker a recommandé l'incision simple sans iridectomie,
la *sclérotomie*. L'action de cette dernière est moins grande
que celle de l'iridectomie, et, tout au moins au début du
processus, il est certain que la section d'une portion
d'iris a plus d'action sur l'élévation de la tension que l'incision simple.

Toutefois, il n'est pas douteux, que la sclérotomie ait une
heureuse influence dans un stade avancé du glaucome ou
dans le glaucome infantile. D'autre part, l'oblitération de
l'angle irido-cornéen jouant un rôle important dans la
production du glaucome, on peut expliquer l'action favorable de l'iridectomie par la libération de cet angle.

Pour se produire, ce fait exige l'excision de l'iris jusqu'à
son bord adhérent, ce qui est exceptionnel comme l'ont
montré les recherches anatomiques de Treacher-Collins.
Sur 23 yeux iridectomisés pour glaucome, il n'a trouvé
que 2 cas où l'excision était assez périphérique pour atteindre le ligament pectiné. Dans 3 cas d'excision très périphérique de l'iris, l'hypertonie s'était d'ailleurs reproduite.
Priestley Smith admet que le glaucome est favorisé
par l'augmentation de volume du cristallin sous l'influence

de l'âge. Il en résulte une diminution de l'espace compris entre le cristallin et le corps ciliaire et la possibilité, sous l'influence d'un état congestif quelconque, de rétrécir l'angle de la chambre antérieure et même de l'oblitérer.

Cette hypothèse permet de comprendre le rôle de l'excision irienne, amenant un élargissement de l'espace périlenticulaire. [Rochon-Duvigneaud (1) a toujours trouvé dans les vrais glaucomes l'espace périlenticulaire conservé et le bord de la lentille séparé des procès ciliaires par un espace de 1 à 2 millimètres].

Soins consécutifs. — Il faut prescrire le repos au lit pour quelques jours, et les myotiques, de préférence la pilocarpine à 2 ou 3 0/0 5 à 6 fois par jour, si c'est nécessaire; la pilocarpine est moins irritante que l'ésérine.

[Il faut rappeler ici les grands avantages du collyre huileux d'ésérine dont il a été déjà question (voy. p. 33).]

Si l'hypertonie se reproduit, il est indiqué de pratiquer la *sclérotomie postérieure*.

Les hémorragies de la rétine, qu'on peut observer après l'opération, sont sans grande importance; elles résultent de l'abaissement de la pression intra-oculaire. Ces hémorragies post-opératoires ne caractérisent pas la forme hémorragique du *glaucome*; les hémorragies constatées antérieurement ont seules une valeur à ce point de vue.

Iridectomie dans l'iritis chronique. — On l'emploie dans l'espérance de prévenir les rechutes et pour diminuer le trouble du vitré; on doit la pratiquer en dehors de toute poussée inflammatoire; malheureusement, une hémorragie de la chambre antérieure vient souvent obturer d'une façon plus ou moins complète l'ouverture irienne.

Il ne faut pas intervenir s'il n'existe que quelques synéchies.

(1) Panas et Rochon-Duvigneaud. Critique des théories du glaucome, *in* Recherches anatomiques et cliniques sur le glaucome, 1898.

Anciennement, on regardait les synéchies comme la
cause des nouvelles poussées d'iritis ; on sait maintenant
que l'iritis est toujours de cause générale.

L'iridectomie peut aussi agir dans les cicatrices cor-
éennes ectatiques et le *staphylome* au début.

Elle peut aussi permettre l'ablation de petites tumeurs
sarcomateuses de l'iris. La meilleure façon de procéder
dans ce cas est la suivante : on pratique une iridectomie
droite et à gauche de la tumeur, après quoi, on taille un
lambeau cornéen, comprenant le 1/3 ou la 1/2 de l'étendue
de la cornée. Il est alors facile d'extraire de la chambre
antérieure le morceau d'iris supportant la tumeur et de
exciser jusqu'à la périphérie.

Les infiltrations tuberculeuses de l'iris seront traitées de
référence par l'introduction d'iodoforme dans la chambre
antérieure, les injections de tuberculine et au besoin l'énucléation. [L'énucléation a, dans un certain nombre de ces
cas, été suivie de généralisation de la tuberculose, de
méningite (Rogmann), aussi l'*exentération ignée* peut
trouver là une de ses indications.]

5. — SCLÉROTOMIE

La *sclérotomie* convient aux cas anciens de glaucome
simple, au glaucome infantile, au glaucome hémorragique ; dans les autres cas de glaucome, elle peut être uti-
sée comme opération complémentaire.

1° SCLÉROTOMIE ANTÉRIEURE

La sclérotomie antérieure est l'opération de choix dans
les hypertonies consécutives à l'iridocyclite. Elle est également indiquée dans le kératocone.

TECHNIQUE. — La sclérotomie peut se pratiquer à la pique (Quaglino, Snellen) ou au couteau de de Graefe, qui
permet d'éviter le prolapsus de l'iris.

La ponction et la contre-ponction se font comme dans l'opération de la cataracte, avec cette réserve que l'incision doit être sclérale (à 1 mm. ou 1 mm. 1/2 du bord cornéen). On manœuvre le couteau comme si l'on voulait tailler un lambeau cornéen. On laisse intact un large pont de sclérotique, mais on a soin de débrider l'angle de la chambre antérieure, en retirant le couteau.

La pointe ne doit pas pénétrer trop profondément, sous peine de produire un enclavement irien et une déformation de la pupille.

La pince à fixer se place entre les points de ponction et de contreponction (Pl. VII).

On instille dans l'œil des myotiques pour éviter les enclavements.

2° SCLÉROTOMIE POSTÉRIEURE

Cette opération a été recommandée dans le glaucome, soit comme opération préparatoire à une iridectomie, soit pour compléter cette dernière jugée insuffisante.

TECHNIQUE. — Le regard est dirigé du côté du nez, on saisit la conjonctive au niveau du méridien horizontal et on porte le globe un peu en bas. Le couteau de de Graefe, dont le dos regarde la conjonctive, est alors introduit directement dans le méridien horizontal à 5 mm. au moins du limbe dans la sclérotique, et enfoncé dans cette direction à 10 mm. de profondeur dans l'intérieur du globe. En retirant le couteau, on lui fait décrire une rotation autour de son axe (section en piqûre de sangsue).

Priestley Smith n'a observé d'hémorragies intra-oculaires que deux fois sur plus de 60 opérations.

Planche VII. — Sclérotomie sur un œil glaucomateux, opéré antérieurement d'iridectomie.

6. — RÉSECTION DU SYMPATHIQUE

Proposée par Abadie, la section du sympathique amène une diminution de la tension et est susceptible d'améliorer l'état des glaucomateux. Cette opération ne doit être tentée que dans les cas de glaucomes chroniques simples ou bien de glaucomes hémorragiques, les autres variétés de glaucome étant justiciables de l'iridectomie ou de la sclérotomie.

[Les détails de cette opération (la *sympathectomie*) sont empruntés à l'excellent travail du Dr Herbet (1).

TECHNIQUE. — *1er Temps. Incision des téguments.* — La tête étant fortement tournée du côté opposé, on fait, le long du bord postérieur du sterno-mastoïdien, une incision de 12 centimètres qui commence immédiatement en arrière de la pointe de la mastoïde et qui descend verticalement jusqu'au bord postérieur du muscle, puis suit le bord du muscle. On a soin de ménager la branche du spinal qui se dégage du bord postérieur du sterno-mastoïdien à 4 petits travers de doigt au-dessous du lobule de l'oreille. L'incision n'atteint pas l'artère occipitale ou la veine jugulaire externe.

2e Temps. Recherche du paquet vasculo-nerveux. —On incise le feuillet profond de la gaîne que la pression forme au muscle et on libère à la sonde cannelée ou au doigt le bord postérieur du muscle que l'on soulève avec deux écarteurs de Farabeuf. On rencontre le paquet vasculonerveux dans la partie inférieure de l'incision, on l'isole et on confie à un écarteur l'artère, la veine et aussi le nerf pneumogastrique.

3e Temps. Recherche et résection du sympathique. — Le tronc du sympathique, sous l'aspect d'un cordon blanc grisâtre, légèrement ondulé, se trouve immédiatement en

(1) HERBET, Sympathique cervical, thèse de Paris, 1900.

dedans des tubercules antérieurs des apophyses trans-
verses. On suit alors le nerf pour découvrir le ganglion
supérieur. On procède d'abord à l'extirpation de ce ganglion, en prenant les plus grandes précautions ; on libère
ensuite le cordon.]

7. — *PONCTION SCLÉRALE*

La ponction sclérale, que Deutschmann a préconisée
pour le traitement du *décollement de la rétine*, est analogue à l'opération de la sclérotomie postérieure.

Ce procédé s'applique surtout aux décollements déjà
anciens, devenus inférieurs.

Technique. — Après instillation d'atropine, le regard
étant dirigé en haut, on introduit transversalement un
couteau à deux tranchants à la partie inférieure du bulbe,
au voisinage de l'équateur ; on le fait glisser dans l'espace
sous-rétinien jusqu'à la partie inférieure et interne du
bulbe et on perfore la sclérotique sans entamer la conjonctive. En retirant le couteau, on lui imprime une légère
rotation pour permettre l'issue du liquide sous-rétinien
et pré-rétinien.

L'opération peut être renouvelée après un court intervalle ou après quelques mois.

On peut recourir, dans les cas rebelles, aux injections
de corps vitré de lapin ; après écoulement du liquide, on
injecte, toutes les précautions antiseptiques prises, entre
la rétine et le vitré, le vitré d'un lapin d'environ 3 mois,
pur ou mélangé d'eau salée.

8. — *EXCISION SCLÉRALE*

Tout récemment, L. Müller a proposé un nouveau procédé opératoire, pour le décollement de la rétine qui consiste dans l'excision d'un lambeau de sclérotique à la par-

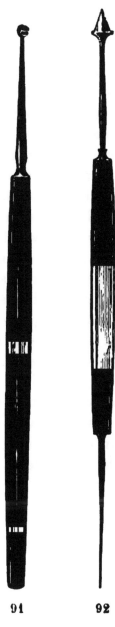

91   92

0. Curette fenêtrée. — Fig. 91. Cu-
le à paracentèse avec stylet de Des-

tie temporale pour amener une diminution du volume du globe.

TECHNIQUE. — La résection temporaire de la paroi externe de l'orbite par la méthode de Krönlein permet d'aborder la partie temporale du globe oculaire, le droit externe est sectionné entre deux fils. On pratique alors à 1 ou 2 mm. derrière l'insertion du droit externe une première incision courte avec un bistouri coupant bien dans les parties superficielles de la sclérotique, et une seconde, parallèle à la première, de la même profondeur, à 8 ou 10 mm. en arrière, toutes les deux parallèles à l'équateur. On prend soin de rester en avant des veines vorticineuses. On réunit ces incisions en haut et en bas, on place alors des sutures de 3 en 3 mm., du bord antérieur de la plaie antérieure au bord postérieur de la plaie postérieure.

On continue d'inciser en profondeur jusqu'au moment où la sérosité s'écoule ; on dissèque alors avec de petits ciseaux droits la portion de sclérotique à enlever. On ne doit pas blesser la choroïde pendant ces manœuvres. Le morceau de sclérotique excisé doit avoir une largeur de 8 à 10 mm. et une longueur de 20 mm. Les fils à sutures sont alors noués, le muscle droit externe réappliqué ainsi que le lambeau ostéo-périostique.

II. — OPÉRATIONS SUR LA CORNÉE, LA SCLÉROTIQUE ET LA CONJONCTIVE

I. — EXTRACTION DES CORPS ÉTRANGERS

Les corps étrangers, de nature variable, bois, pierre, etc., peuvent pénétrer plus ou moins dans l'épaisseur de la cornée ; superficiels, ils exigent un enlèvement minutieux et même un traitement consécutif. Il ne s'agit pas seulement d'extraire le corps étranger, mais de préserver l'œil de l'infection. L'infection secondaire peut être en effet l'origine d'une inflammation prolongée qui aboutit à des troubles cornéens, évitables par un traitement bien conduit. Les corps étrangers tout à fait superficiels peuvent être détachés avec un petit tampon d'ouate enroulé autour d'un stylet et imbibé de sublimé à 1 p. 5000. En cas d'insuccès par cette manœuvre, on pratique l'extraction comme pour les corps étrangers plus profonds.

Les particules de fer sont entourées souvent d'une aréole brunâtre difficile à enlever. Il est quelquefois malaisé d'enlever certaines petites particules de pierres (de granit par exemple) surtout avec un mauvais éclairage et un patient indocile.

Technique. — On pratique une cocaïnisation prolongée et des instillations d'adrénaline si l'œil est congestionné. Il est indispensable d'être bien éclairé ; l'appareil qu'a fait construire Sidler-Huguenin (fig. 93) est très pratique, surtout si l'on n'a pas d'aide. Une lentille placée sur le bandeau frontal permet de concentrer sur le champ opératoire la lumière d'une lampe placée latéralement. Une autre loupe également fixée à l'appareil permet l'examen minutieux. L'extraction se fait avec un fin couteau ou l'aiguille à discission, de préférence à la petite gouge employée habituellement ; cette dernière coupe mal et contusionne les tissus.

Lorsque le corps étranger, siégeant dans la couche profonde de la cornée, est constitué par un éclat de fer, l'aimant géant facilite notablement l'extraction, mais s'il est

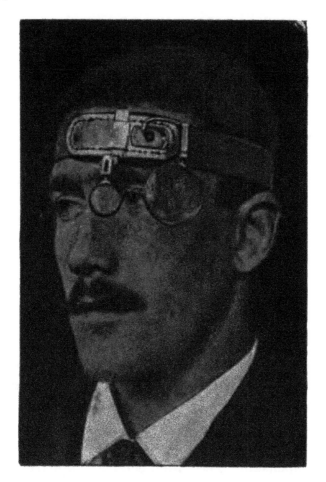

Fig. 93. — Appareil de Sidler-Huguenin

d'une autre matière, l'opération demande beaucoup de temps et de patience; il faut creuser en quelque sorte un tunnel pour extraire le petit débris de pierre ou de cuivre, par exemple, et on court le risque de le faire pénétrer dans la chambre antérieure; on évite cet accident, en introduisant en arrière du corps étranger, dans la chambre antérieure, la pointe d'une pique droite ou d'une aiguille coudée. On incise alors la cornée sur le corps étranger; avec le couteau de de Graefe et on l'énuclée pour ainsi dire ; il faut renoncer à l'emploi de la pince, bonne tout au plus à repousser l'éclat plus profondément.

On doit vérifier à la loupe le résultat de l'extraction ; même pour les corps étrangers les plus minimes, il faut instituer un traitement consécutif.

Les corps étrangers autres que le fer, enclavés dans la sclérotique, nécessitent des soins tout particuliers.

S'il est nécessaire de pratiquer une incision sclérale, elle doit être méridionale, permettant mieux d'éviter les vaisseaux qu'une incision équatoriale.

2. — *PARACENTÈSE DE LA CORNÉE*

Cette opération, indiquée plus haut pour l'évacuation des masses, peut aussi remplir d'autres indications, par exemple donner issue au sang, au pus ou à l'humeur aqueuse. On peut employer la pique de Desmarres à arrêt (fig. 92), le stylet est destiné à compléter l'effet de l'incision. On peut souvent attendre la résorption du sang épanché dans la chambre antérieure, mais, dans l'intérêt du diagnostic, par exemple, dans le cas de corps étranger, il peut être avantageux de l'évacuer. De même, dans certains cas de tumeurs (gliome de la rétine), une hémorragie de la chambre antérieure peut empêcher l'examen profond.

La paracentèse de la cornée est également pratiquée dans les abcès profonds de cette membrane pour en prévenir l'ouverture spontanée.

Procédé de Saemisch. — Ce procédé est employé contre l'ulcère serpigineux. Après cocaïnisation et fixation rigoureuse de la tête et de l'œil, on transfixe l'abcès cornéen avec le couteau de de Graefe ; on le fait pénétrer en dehors des limites de l'ulcère, traverser la chambre antérieure et ressortir au delà du mal dans le tissu sain. L'incision est conduite avec lenteur, la lame tournée en avant. Il faut ouvrir chaque jour l'incision avec un stylet mousse ou une sonde de Weber jusqu'à ce que l'ulcération soit détergée. On prend soin de ne pas blesser le cristallin tant dans la première incision que dans les ouvertures ultérieures.

Procédé de de Graefe et Meyhofer. — Il consiste à ne pas inciser l'ulcère lui-même, mais à faire une incision de démarcation tangente au bord progressif du mal en plein tissu sain.

Abcès cornéen. — Les incisions, dans les suppurations de la cornée, ont la même influence que l'ouverture des abcès en chirurgie générale.

Si l'on hésite à traiter par l'incision les abcès de la cornée, à cause des synéchies possibles avec toutes leurs conséquences, on peut les curetter à la curette tranchante (fig. 89 et 91) et les saupoudrer d'iodoforme ou, mieux encore, les cautériser au thermocautère, ou au galvano-cautère.

3. — TATOUAGE DE LA CORNÉE

Le tatouage de la cornée à l'encre de chine peut être indiqué :

1º *Contre l'éblouissement* produit par la diffusion de la lumière dans les cicatrices de la cornée, les taies.

Je n'ai pas encore eu l'occasion de tatouer un iris sur la cornée d'un albinos pour diminuer l'éblouissement, mais je n'hésiterai pas à le faire le cas échéant.

2º Plus souvent à *titre esthétique*, pour colorer en noir les taies de la cornée ou pour dissimuler la présence d'un cristallin cataracté (cataracte compliquée).

Il peut être utile de tatouer un iris, sur une cornée entièrement grisâtre ou blanche.

On emploie, alors, d'autres couleurs insolubles et qui ne provoquent pas d'irritation. La teinte brune s'obtient en mélangeant du vermillon à l'encre de chine ; pour les autres couleurs, en particulier le bleu, Coffler a recommandé une couleur spéciale.

On peut employer le tatouage (de Wecker) pour représenter l'iris et la pupille sur des yeux atrophiques, en sectionnant, au préalable, les muscles droits pour obtenir une certaine saillie de ces globes. Coffler recommande même, dans le cas d'absence disgracieuse des cils, de tatouer le bord ciliaire. La couleur noire est obtenue ordinairement avec de l'encre de Chine de bonne qualité triturée longtemps dans un mortier de verre ou de porcelaine avec quelques gouttes de sublimé au millième. Toute infection constitue une contre-indication à cette opération (affection lacrymale, conjonctivite). J'ai connaissance d'un cas de panophtalmie survenue à la suite d'un tatouage. On employait autrefois un petit faisceau de 5 à 6 aiguilles montées sur un manche, afin d'obtenir un plus grand nombre de piqûres.

Bellarminow emploie des aiguilles creuses et Nieden a fait construire un instrument spécial. L'aiguille à discission peut aussi servir. On verse au préalable une certaine quantité d'encre, que l'on fait ensuite pénétrer avec une spatule.

Dans ces manœuvres, on a soin de ne pas saisir la conjonctive avec une pince à fixer. On se contente de maintenir légèrement le globe avec un doigt.

Au bout d'un certain temps, il est nécessaire de procéder à un nouveau tatouage, une grande partie de l'encre de Chine étant englobée et éliminée par les cellules migratrices.

4. — TUMEURS DE LA CORNÉE ET DE LA CONJONCTIVE

Tumeurs bénignes. — On doit recourir fréquemment à l'extirpation pour les tumeurs bénignes qui empiètent la cornée, les dermoïdes par exemple. Il ne faut pas trop intéresser profondément la cornée.

Le lipome sous-conjonctival (dermo-lipome), pour peu qu'il soit volumineux, est justiciable également de l'intervention.

Tumeurs malignes. — Les tumeurs malignes de petites dimensions (carcinome, sarcome), dont le point de départ se fait de préférence au niveau du limbe, peuvent être extirpées au ciseau ou au couteau ; on cautérise leur point d'implantation avec le thermocautère ou le galvano-cautère ; lorsqu'elles sont plus volumineuses, elles nécessitent l'énucléation.

[Panas a bien montré que des tumeurs malignes se développant dans la région du limbe (tumeurs épibulbaires) pouvaient acquérir un développement considérable à la surface du globe sans pénétrer à son intérieur. Il a opposé la bénignité relative de cette variété de tumeurs naissant des autres parties de la conjonctive, tant bulbaires que palpébrales, et auxquelles il a donné le nom de tumeurs péribulbaires. L'ablation complète de la tumeur, la cautérisation minutieuse de son point d'implantation suffisent le plus souvent à assurer la guérison en conservant le globe.]

5. — OPÉRATIONS DU STAPHYLOME

Le staphylome cornéen nécessite des procédés opératoires différents suivant son siège et son volume.

Dans les *staphylomes partiels*, l'iridectomie peut donner de bons résultats.

Dans les cas de staphylomes considérables ou de *staphylome total*, on peut procéder à une excision plus ou moins étendue. Snellen a recommandé un procédé qui tient le milieu entre l'amputation totale, comme Bœr et Critchett, et la section transversale du staphylome ; de

Wecker conseille de sectionner et de libérer circulairement la conjonctive autour du staphylome, pour pratiquer une suture en bourse au devant de la plaie. Critchett suture même la sclérotique, mais ce procédé qui intéresse l'intérieur du globe est dangereux et a pu amener de l'ophtalmie sympathique.

Lorsqu'un staphylome trop étendu ou siégeant dans la zone ciliaire vient à amener des troubles notables, il faut recourir à l'énucléation.

6. — [KÉRATECTOMIE COMBINÉE (Panas) (1).

Cette opération donne un moignon d'une mobilité parfaite, elle a été aussi recommandée par Panas dans les cas de glaucome chronique, en dehors de son indication dans les staphylomes.

TECHNIQUE. *1er Temps*. — Une aiguille courbe de Reverdin embroche de part en part le globe au delà du staphylome, suivant le diamètre vertical, l'aiguille chemine derrière l'iris et le cristallin ; on laisse l'aiguille en place, en passant simplement un fil de soie dans le chas.

2e Temps. — Excision de la cornée avec le couteau de de Graefe, on détache les 3/5 supérieurs environ du staphylome, on le saisit alors avec une pince et on achève la section avec les ciseaux.

·*3e Temps*. — Irido-dialyse et ablation du cristallin.

4e Temps. Sutures. — L'aiguille de Reverdin est retirée et le fil lié. 2 aiguilles courbes sont introduites de chaque côté et on a soin d'abraser les 2 angles latéraux de la ligne suture.

Après la kératectomie combinée, il ne faut prescrire le port d'un œil artificiel que lorsqu'il n'existe plus aucune irritation du moignon.]

(1) PANAS, Kératectomie combinée, *Bulletin de l'Académie de médecine*, 23 août 1898.

7. — *OPÉRATION DU PTÉRYGION*

Le ptérygion doit être opéré lorsqu'il présente une extrémité cornéenne épaisse et progressive, ayant tendance à gagner le champ pupillaire.

La cautérisation n'est pas à recommander, la ligature avec des fils de soie est préférable. Mais c'est là un procédé beaucoup plus long que l'excision ou la transplantation et peu chirurgical.

Excision (Arlt). — Après cocaïnisation et nettoyage de l'œil, on saisit avec une pince à griffe droite (fig. 98) le « *cou* » du chalazion, c'est-à-dire le point voisin du limbe et on le détache du bulbe. Avec un couteau à cataracte ou le couteau lancéolé, on excise la partie qui recouvre la cornée jusqu'à ce qu'il ne reste plus rien de la *tête* du ptérygion, on excise alors le corps par deux coups de ciseaux droits ou courbes convergents vers la caroncule sur une étendue de 6 à 8 mm., on suture ensuite la plaie conjonctivale.

Dans les ptérygions larges, il faut libérer en haut et en bas la conjonctive au voisinage du bord cornéen d'environ 5 mm. pour ne pas laisser à découvert la région voisine de la cornée.

Transplantation. — **Procédé de Desmarres**. — La *transplantation* a été proposée par Desmarres. Son procédé consiste à ne pas exciser le ptérygion, mais à le détacher de la cornée sur une étendue de 5 à 6 mm., le sommet du ptérygion, ainsi dégagé, est introduit sous la conjonctive ; on suture ensuite.

Procédé de Knapp. — Knapp a modifié de la façon suivante le procédé de Desmarres dans le cas de larges ptérygions. Après détachement du ptérygion, la tête est sectionnée horizontalement en deux parties, et chacune des deux portions du ptérygion est engagée sous la conjonctive respectivement en haut et en bas. L'endroit où siégeait primitivement le ptérygion est recouvert par la conjonctive, qui est libérée avec soin en haut et en bas, au voisinage du limbe.

8. — AUTOPLASTIE CONJONCTIVALE

On peut s'adresser à la conjonctive pour recouvrir les pertes de substances cornéennes.

Ce procédé, appliqué comme traitement provisoire contre les ulcères torpides, a été appliqué aux plaies de la cornée et du bord scléral et dans certains cas délicats (excision d'un prolapsus de l'iris, cicatrice distendue). On doit curetter avec soin les ulcères et bien aviver la cornée, pour permettre l'adhérence du lambeau conjonctival ; dans ce but, on peut pratiquer l'excision des parties superficielles de la cornée, au trépan, ou à la pique, ou recourir au galvanocautère et détacher l'escarre 3 jours après.

III. — OPÉRATIONS SUR LA CHAMBRE ANTÉRIEURE

1. — RUPTURE DES SYNÉCHIES ANTÉRIEURES

Cette opération a pour but de corriger la déformation pupillaire et de préserver l'iris de tiraillèments susceptibles de déterminer plus ou moins vite de l'hypertonie ; les cicatrices cornéennes, avec enclavement de l'iris, peuvent très facilement aussi servir de porte d'entrée à une infection pouvant entraîner la perte de l'œil par panophtalmie.

Il est souvent difficile ou même impossible de détacher une adhérence un peu large avec un fin couteau de de Graefe. On se sert avec avantage des deux petits couteaux de Lang (fig. 84), le premier sert à pratiquer une petite incision cornéenne, le second, à pointe mousse, détache l'adhérence, par section ou par grattage. Le point capital est de conserver l'humeur aqueuse pendant l'opération, et, par conséquent d'assurer l'obturation de la plaie avec la tige du couteau, faute de quoi, l'iris venant au contact de la cornée, empêche la manœuvre du couteau.

Cette opération est en somme assez difficile. Elle exige, cela va sans dire, une bonne cocaïnisation et un bon éclairage. [Cette intervention (corelysis) n'est plus guère pratiquée.]

2. — RUPTURE DES SYNÉCHIES POSTÉRIEURES

Détachement des synéchies postérieures. — Ce procédé fut très recommandé autrefois ; on avait même construit des crochets mousses spéciaux. Cette opération est tout à fait inutile et expose, dans les cas d'adhérences fortes, à blesser le cristallin.

3. — ENLÈVEMENT DES CORPS ÉTRANGERS
INTRA-OCULAIRES

La technique opératoire varie suivant la *nature* des corps étrangers, suivant qu'il s'agit de particules *de fer* ou d'acier, ou bien de corps étrangers d'autre matière.

Pour les premiers, nous avons à notre disposition les procédés d'extraction par l'aimant ; pour les seconds, les autres procédés d'enlèvement, très souvent difficiles et bien aléatoires.

[*Détermination de la présence de corps étrangers.*— Le diagnostic de la pénétration du corps étranger n'est pas toujours facile.

Si les milieux sont transparents, l'examen de l'éclairage latéral ou l'examen ophtalmoscopique peuvent permettre, dans certains cas, d'apercevoir le corps étranger.

Terrien a bien fait voir toute l'utilité que la clinique pouvait retirer de l'examen du champ visuel.

La présence du corps étranger peut se traduire par un scotome d'autant plus étendu que le corps est plus volumi_ neux. On peut déterminer sa situation en se reportant aux tableaux de Donders qui donnent la relation entre la distance d'un point donné de la rétine au limbe (côtés nasal et temporal) et le point du champ visuel correspondant.

Situation du scotome dans le champ visuel côté temporal	Distance du point correspondant de la rétine (côté nasal) au limbe scléro-cornéen
90°	8.0 mm.
80°	9.3
70°	11.2
60°	13.2
50°	15.3
40°	16.2
20°	19.0

Situation du scotome dans le champ visuel côté nasal	Distance du point correspondant de la rétine (côté temporal) au limbe scléro-cornéen
70°	11.6 mm.
60°	13.5
50°	15.7
40°	17.2
20°	18.2

Lorsque les milieux ne sont plus transparents, on a recours à toute une série de procédés (aimants, aiguilles aimantées, radiographie) dont il sera question ultérieurement.]

Fort heureusement, la grande majorité des corps étrangers intra-oculaires sont constitués par des parcelles de fer ou d'acier. D'après ma statistique, cette variété de corps étrangers dans la chambre antérieure, l'iris, le cristallin s'élève à 66 0/0, dans le corps vitré, la rétine et la choroïde à 75 0/0.

1° EXTRACTION DES CORPS ÉTRANGERS MAGNÉTIQUES (FER, ACIER) (OPÉRATION PAR L'AIMANT)

Procédé de Keown. — Les difficultés ou l'impossibilité d'extraire de l'œil avec la pince un éclat métallique de cette nature firent regarder le procédé de Keown par l'aimant comme un grand progrès.

Dans ses premières opérations, il se servait d'un aimant fixe de huit pouces de long qu'il faisait pénétrer dans l'intérieur de l'œil par une incision sclérale ou par la plaie de pénétration.

Gruning se servait aussi de l'aimant fixe.

Electro-aimant. — Le procédé se vulgarisa lorsque Hirschberg, Fröhlich, Bradford et d'autres firent construire et employèrent les électro-aimants (fig. 94).

Pour extraire les parcelles magnétiques de l'œil avec ces

appareils, il est nécessaire d'amener la pointe de l'électro-aimant au contact du corps étranger, surtout lorsqu'il est entouré par les tissus, les exsudats ou du sang.

Lorsque le corps vitré n'est pas infiltré, le petit électro-aimant peut aussi agir à une certaine distance, par exemple

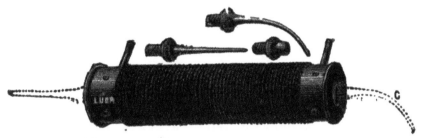

Fig. 94. — Électro-aimant de Hirschberg.

à 2 ou 3 mm. de sa pointe, pourvu que la particule étrangère soit entièrement mobile.

Pour amener l'appareil à son contact, il est nécessaire de connaître la situation exacte de l'éclat.

Dans la moitié au moins des cas, il y a blessure du cristallin et développement rapide d'une cataracte traumatique qui rend l'examen du fond de l'œil impossible au bout de 12 à 24 heures ; l'hémorragie du vitré vient également gêner l'emploi du petit aimant. Un autre inconvénient de ce procédé est de nécessiter une plaie sclérale large de 6 à 8 mm., pour la pénétration de l'instrument. Malgré toutes les précautions antiseptiques, l'infection peut survenir. En outre, l'emploi de l'électro-aimant constitue un sondage, à l'encontre de ce grand principe du traitement des plaies oculaires : *on ne doit jamais sonder une plaie du globe.*

Cette manœuvre risque en effet d'introduire des germes pathogènes dans l'intérieur de l'œil, vu qu'on ne peut jamais assurer une asepsie absolue préalable de la plaie. Malgré ces inconvénients, l'emploi du petit électro-aimant a réalisé un progrès considérable ; grâce à lui, on a pu conserver beaucoup d'yeux voués antérieurement à l'énucléa-

tion ou à la cécité ; à Hirschberg revient le **grand mérite**
d'avoir vulgarisé ce procédé.

Emploi du petit aimant. — Le petit aimant doit **entrer**
le moins possible en contact avec le corps vitré, **par contre,**
on peut en user à volonté dans la chambre **antérieure.**

Cependant ma statistique opératoire montre qu'on peut,
sans son aide, mener l'extraction jusqu'à la fin.

2° LOCALISATION DES CORPS ÉTRANGERS MAGNÉTIQUES

En somme l'appareil de Hirschberg est très souvent introduit dans l'intérieur de l'œil à l'aveugle. Pooley, dans le
laboratoire de Knapp, entreprit des recherches pour localiser les particules de fer dans l'œil grâce à l'aiguille aimantée. Pagenstecher publia la même année ses recherches
concernant le diagnostic par l'aiguille aimantée. Frœlich
fit usage dans le même but d'une aiguille aimantée suspen-
due librement à un fil. Tous ces appareils n'avaient pas
une sensibilité suffisante.

On a maintenant recours à des instruments plus précis,
plus sensibles, le *magnétomètre de Gérard*, recommandé
par Gallemaerts et le *sidéroscope de Asmus*, ce dernier est
d'un emploi pratique.

Magnétomètre. — Le magnétomètre de Gérard se compose d'une aiguille aimantée se déplaçant devant un ca-
dran gradué auquel est adapté un miroir réflecteur; on
observe, à l'aide d'une lunette, le déplacement de l'aiguille.

Sidéroscope. — Le sidéroscope de Asmus, basé sur le
même principe, est tellement sensible que le voisinage
des rails de tramways ou de chemins de fer est susceptible de le faire dévier ; Hirschberg a fait construire un appareil un peu moins sensible.

La déviation de l'aiguille est d'autant plus considérable
que le corps étranger est plus volumineux et plus près
d'elle. On approche successivement l'aiguille des diffé-

rentes parties de l'œil ; le point où la déviation est la plus forte indique le siège de l'éclat métallique. L'appareil de Asmus permet de déceler des parcelles de fer du poids de 1 milligramme.

Aimant géant de Haab. — L'action à distance sur les éclats métalliques ne fut possible que par l'emploi d'aimants très puissants.

Citons pour mémoire les appareils de Meyer, Dixon, Rothmund, Griffith, Kniess. En 1892, étant parvenu à extraire un corps étranger magnétique, fixé dans la capsule postérieure depuis trois semaines ainsi que deux autres éclats de fer dans le vitré avec l'aide d'un gros aimant de Rhumkorf, je perfectionnai ce procédé et je fis construire, avec l'aide du professeur Kleiner, l'*aimant géant* (fig. 95 et 96).

AVANTAGES DE CET APPAREIL. — 1° Il permet une bonne observation du champ opératoire ; 2° Il a une force suffisante pour amener les éclats de l'intérieur de l'œil ; 3° La mise en marche et l'arrêt en sont faciles.

MODE D'ACTION. — Sous l'influence de l'aimant, un éclat de fer siégeant dans le vitré ne suit pas sa voie primitive de pénétration, mais peut suivre des directions diverses pour se porter en avant; il effectue le trajet avec grande rapidité si son poids est de 20 milligrammes ou au-dessus, plus lentement s'il est d'un volume moindre.

Des recherches expérimentales sur l'œil de porc m'ont montré que, si l'on place la pointe de l'aimant au milieu de la cornée, la particule magnétique est attirée vers elle par le plus court chemin, en contournant le cristallin. Elle traverse la zonule de Zinn, et paraît derrière l'iris qu'elle peut transpercer ; elle traverse beaucoup plus rarement la région ciliaire.

En règle générale, le corps étranger contourne donc le cristallin et se glisse derrière l'iris ; on ne peut toutefois prévoir en quel point il va se présenter, lorsque la pointe de

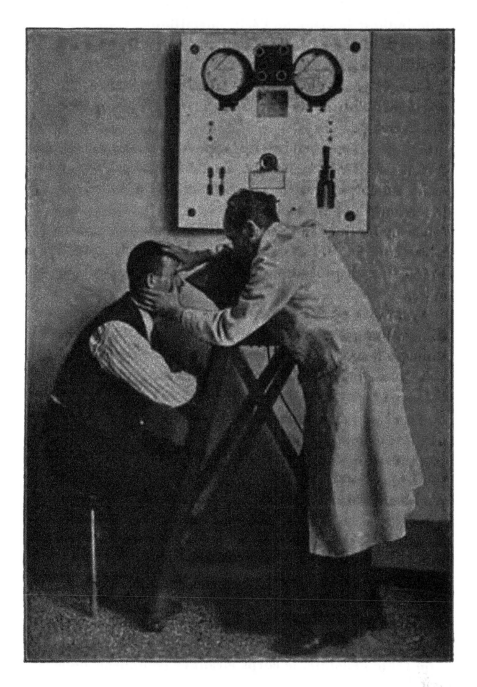

Fig. 95. — Extraction d'un corps étranger par l'aimant géant
(opérateur en face)

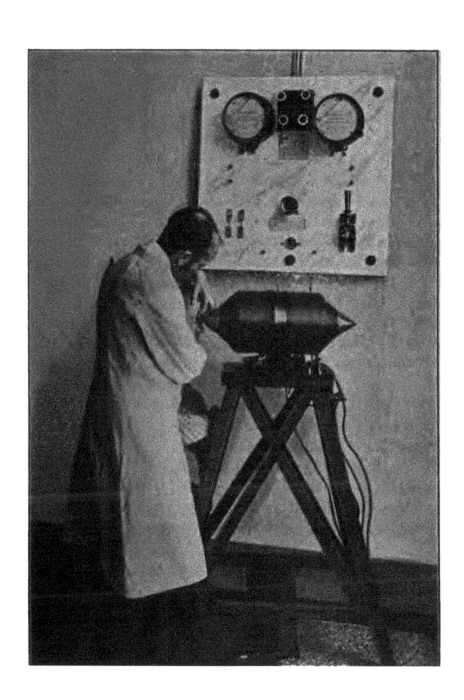

l'aimant coïncide avec le centre de la cornée. Mais comme
le fragment est habituellement situé dans la partie inférieure du vitré, on le voit d'ordinaire apparaître derrière
la portion inférieure de l'iris.

Le corps étranger peut aussi apparaître à la partie supérieure de l'iris si la pointe de l'aimant est placée à la partie
supérieure de la cornée.

Le passage du fragment dans la chambre antérieure
s'effectue avec d'autant plus de facilité qu'il est petit, que
la pupille est peu contractée ou aisément dilatable. Afin
d'éviter la pénétration dans le tissu irien, il faut interrompre
le courant ou écarter la tête de l'aimant; presque toujours
d'ailleurs, le patient effectue ce mouvement de lui-même.

L'extraction par l'aimant est souvent difficile lorsque le
fragment est fixé dans les parois, ou entouré d'exsudats ou
de sang. L'ouverture et la fermeture du courant à plusieurs
reprises peuvent souvent réussir à le dégager ; l'extraction
est souvent malaisée lorsqu'il siège dans la région ciliaire.

Il est très important de donner à l'aimant une position
horizontale et de laisser libres les mouvements de la tête
du patient.

L'appareil se compose d'un noyau de fer doux de 60 cm.
de long et de 10 cm. d'épaisseur, entouré d'une bobine ac-
tionnée par un courant de 70 à 100 volts. Il n'est pas nécessaire d'avoir un rhéostat pour mesurer le courant.

L'un des pôles est arrondi, l'autre effilé. L'aimant pivo-
tant sur son axe vertical, on peut facilement changer de côté.

Le courant peut être interrompu, à la partie inférieure
de l'appareil, avec le pied ; l'opérateur a donc les mains
libres pour diriger la tête et pour écarter les paupières. Un
bon éclairage est indispensable.

L'aimant géant constitue le meilleur procédé de recherche, puisqu'il comporte à la fois le diagnostic et le traitement.

On doit s'assurer toujours à l'avance, avec l'éclairage latéral et, au besoin, avec la loupe, de la pénétration du corps étranger dans le globe de l'œil. Le plus souvent, la pénétration se fait par la cornée ou par la zone de sclérotique voisine ; il en résulte une blessure de l'iris ou du cristallin, parfois des deux. L'examen direct nous permet de découvrir non seulement le point d'entrée, mais encore le trajet. Le point de pénétration dans la cornée est indiqué par une petite ligne grise droite ou légèrement coudée. Un examen attentif permet souvent de reconnaître une deuxième ligne, parallèle à la première, constituée par la blessure de la membrane de Descemet. La blessure de la capsule postérieure indique que le fragment a pénétré dans le vitré.

L'examen ophtalmoscopique peut, dans certains cas, permettre de localiser le corps étranger dans le vitré ou la rétine.

La présence de bulles d'air dans le vitré n'indique pas forcément que le fragment est dans l'intérieur de l'œil.

Il est parfois nécessaire d'extraire certains fragments volumineux par la sclérotique, soit par la plaie de pénétration, soit par une incision nouvelle ; autant que possible, le fragment métallique doit toujours être extrait par la chambre antérieure ; on évite ainsi d'augmenter les lésions du vitré. Des éclats de 3 à 6 mm. peuvent passer à côté du cristallin sans le blesser.

L'extraction par la chambre antérieure, que permet l'aimant géant, favorise toujours la conservation de l'œil.

TECHNIQUE. — L'opération se pratique de la façon suivante : après instillation préalable d'atropine, de cocaïne et, au besoin d'adrénaline, après nettoyage soigné de la région oculaire et du sac conjonctival, le malade est assis sur une chaise en face de l'électro-aimant sur lequel il fixe solidement ses bras. L'opérateur se place dans l'une des deux positions indiquées fig. 95 et 96. En présence de patients pusillanimes, chez qui la peur fait écarter la tête de l'instrument, on se place en arrière ; les deux positions permettent de bien surveiller le champ opératoire et de bien fixer les paupières avec les doigts. Il est inutile de fixer le globe, il faudrait en tout cas employer une pince non magnétique.

Les opérateurs porteurs de lorgnons devront prendre soin de ne pas trop s'approcher de l'aimant. Les lampes à armature métallique devront être éloignées de 10 à 20 cm. On doit avoir soin aussi de laisser de côté les montres.

Dans les cas d'éclats de petit ou de moyen volume, il est de règle de placer le pôle magnétique contre le milieu de la cornée. Si l'on suppose l'éclat volumineux, on emploie un courant plus fort ; s'il est présumé petit, on place le pôle mousse devant la cornée.

La pointe de l'aimant est approchée rapidement de la cornée pendant que l'on recommande au malade de regarder dans la bonne direction ; le passage du courant amène le corps étranger derrière l'iris et provoque une légère douleur et un recul de la tête. On veille à ce que le pôle aimanté ne quitte pas le milieu de la cornée, pendant l'ouverture et la fermeture du courant. S'il ne se produit aucune voussure de l'iris, on présente successivement les parties latérales de la cornée, mais jamais la région du corps ciliaire.

Lorsqu'on n'obtient pas de résultat, on dirige la pointe vers l'équateur, puis on la replace vers le centre de la cornée.

Il ne faut pas renoncer aux tentatives d'extraction trop rapidement, souvent le fragment doit se débarrasser d'un petit exsudat, qui le relie à la rétine. De temps à autre, il faut pratiquer l'examen ophtalmoscopique s'il est possible. J'ai observé des cas, où des tentatives répétées m'ont permis, au bout de quelques jours, de réaliser l'extraction.

Lorsqu'un corps étranger visible à l'ophtalmoscope ne

se laisse pas détacher, je le mobilise avec une longue aiguille et je continue ensuite l'extraction.

Pour amener le corps étranger placé derrière l'iris dans la chambre antérieure, il faut beaucoup de patience et de précautions.

De petits fragments sans aspérités peuvent souvent se présenter rien que par une simple rotation de l'œil. L'éclat arrive d'ordinaire sans difficultés dans la chambre antérieure, surtout si la pupille est légèrement dilatée.

Je ne me suis jamais vu jusqu'ici contraint de pratiquer une iridectomie pour extraire le fragment derrière l'iris.

Lorsque l'on a réussi à attirer le fragment par la pupille, dans la chambre antérieure, on procède à la dernière manœuvre : l'extraction à l'aide du petit électro-aimant ; il faut placer le patient sur la table d'opération et faire une incision de la cornée. Pour ma part, je préfère achever l'opération avec l'aimant géant. Dans mes 68 dernières opérations, je n'ai plus employé le petit aimant.

Le patient restant assis devant l'aimant, je pratique au couteau de de Graefe, sur le côté approprié de la cornée, une incision verticale de 4 à 5 mm. de long., sans perdre d'humeur aqueuse, l'éclat est alors engagé dans la plaie sous l'influence de l'aimant.

Il importe de ne pas faire une incision trop petite et de ne pas perdre prématurément d'humeur aqueuse, l'extraction entre l'iris et la cornée étant difficile et exposant à la blessure du cristallin.

Il est erroné et tout à fait théorique de prétendre que l'extraction par l'aimant géant met en péril le corps ciliaire ou le cristallin. En ce qui concerne le cristallin, sur environ 300 opérations, je ne l'ai vu intéressé que 3 fois par l'extraction du corps étranger.

D'ailleurs je considère une cataracte traumatique comme moins grave que l'introduction du petit aimant dans le corps vitré.

Avec l'aimant géant, j'ai pu extraire 166 fois l'éclat métallique sur 190 cas (87 0/0) et dans 134 cas avec pénétration du corps étranger derrière l'iris et le cristallin, j'ai réussi 111 fois (83 0/0). Enfin dans 34 cas où le fragment avait pénétré très profondément, l'extraction a pu se faire 28 fois. De mes 166 premiers cas, 55 guérirent (33 0/0) avec une bonne vision et dans 21 autres le résultat fut satisfaisant, grâce à une intervention secondaire.

Rayons X. — Leur emploi est quelquefois indispensable. Dans les cas où l'aiguille aimantée et l'aimant géant n'ont eu aucune action, ils peuvent déceler la présence d'un éclat de métal différent ou d'un fragment de pierre. Parfois l'aiguille aimantée indique qu'il y a un éclat de fer sans que l'aimant donne de résultat, la radiographie peut alors nous montrer que le corps étranger a traversé le bulbe.

La radiographie nous est encore très utile dans la recherche d'éclats dans la région du corps ciliaire.

La radiographie ne donne des résultats complets que si elle est aidée de la radioscopie.

La menace de complications infectieuses nous fait une obligation d'agir vite, aussi il ne faut pas perdre trop de temps en recherches radiographiques ou aux examens au sidéroscope. La présence d'un éclat d'un certain volume est d'ordinaire suffisamment indiquée par les commémoratifs et l'examen de la plaie.

3° EXTRACTION DES CORPS ÉTRANGERS NON MAGNÉTIQUES

On peut rencontrer dans l'œil des corps étrangers de toute espèce (cuivre, plomb, pierre, bois, verre, etc.). Si le corps est situé au-devant de l'iris, on peut, après instillation d'ésérine et incision de la cornée, l'enlever avec la pince à iris sans faire l'iridectomie. On prendra soin de réduire l'iris; si le fragment a pénétré profondément dans le tissu irien, l'excision d'un petit morceau d'iris peut être indiquée.

Un crochet mousse peut être très utile (fig. 77 et 78), pour enlever des cils ou des corps étrangers fins et allongés. A la place de la pince à griffes, on peut employer, dans beaucoup de cas, des pinces spéciales avec extrémités en forme de curette.

Le crochet de Knapp peut aussi donner de bons résultats.

Si le fragment siège entre l'iris et la cornée, on fait une incision sur le bord cornéen, on relève le lambeau avec le double crochet (fig. 81) ; un aide maintient en place l'iris avec une spatule, pendant qu'on pratique l'extraction.

Renversement de la cornée. — Ce procédé, recommandé par Knapp et Gayet, donne un large accès dans la chambre antérieure.

[Terson a particulièrement insisté sur la possibilité de l'extraction à travers une plaie sclérale, avec une pince curette à longues branches, de grains de plomb ayant pénétré dans l'œil. La radiographie peut rendre dans ce cas de grands services. Il recommande de n'introduire qu'une fois la pince dans l'œil.]

IV. — OPÉRATIONS EXTRA-BULBAIRES

1. — OPÉRATIONS SUR LES MUSCLES DE L'ŒIL

STRABISME

Le traitement du strabisme, qu'il s'agisse d'un strabisme paralytique ou d'un strabisme concomitant, exige souvent l'intervention chirurgicale qui doit toujours être basée sur un examen minutieux du malade. On doit rechercher, dans le cas de strabisme, s'il est concomitant, convergent ou divergent, périodique ou constant, fixe ou alternant ; il faut aussi mesurer le degré du strabisme, l'acuité visuelle, la réfraction des deux yeux (image droite ou skiascopie), la motilité de l'œil (adduction, abduction, convergence, etc.). Un premier principe du traitement du strabisme est de n'opérer que lorsque les autres modes de traitement n'ont pas réussi ; traitement général dans le strabisme paralytique, exercices appropriés et corrections par les verres dans le strabisme convergent, concomitant, mécanothérapie.

Mécanothérapie oculaire. — [Préconisé déjà par Javal, Landolt, le traitement orthoptique du strabisme est très délicat. L'amblyopie ex anopsia est en effet assez fréquente et, dans ce cas, il faut toujours commencer par ressusciter la vision du mauvais œil. Quand l'acuité visuelle de chaque œil est assez développée, le malade est soumis à des exercices variés dont le but est de vaincre la neutralisation, de faire naître la diplopie et de rendre la vision binoculaire.

On s'est occupé récemment, à la clinique de l'Hôtel-Dieu, de cette orthoptique, et M. Delogé (1) est arrivé à de très heureux résultats. En corrigeant chez des strabiques des anisométropies parfois considérables, il a pu, grâce à de patientes recherches, et à l'aide du diploscope de **Rémy,**

(1) Delogé, *Archives d'Ophtalmologie*, décembre 1904.

rendre à ces malades la vision binoculaire. Ceux-ci, d'abord très incommodés par leur correction, parviennent assez vite, par des efforts réguliers, à surmonter les ennuis qui, au début, paraissaient insurmontables. Ces résultats sont intéressants parce qu'ils modifient très heureusement les conceptions classiques sur la curabilité des anisométropies et ajoutent aux moyens chirurgicaux dont nous disposons contre le strabisme un nouveau mode d'action encore peu utilisé. Il s'agit là d'une véritable mécanothérapie oculaire qui doit servir de préparation à l'acte opératoire ou qui viendra compléter heureusement les effets de l'opération.

Le diploscope de Rémy consiste essentiellement dans un gros tube fermé en arrière par une plaque mobile autour de son axe. Cette plaque est percée de 4 trous, distants les uns de 4, les autres de 6 centimètres. Grâce au jeu d'un opercule, deux orifices seulement servent à la fois. L'appareil est fixé sur une tige de 1ᵐ25, terminée d'un côté par une mentonnière ou des œillères, de l'autre par des lettres imprimées dont le nombre varie, suivant les expériences, entre deux, trois ou quatre. La rotation de la plaque permet de voir ces lettres horizontales ou verticales. Le Dʳ Rémy a également construit un petit diploscope, qui ne diffère du précédent que par sa longueur qui est moindre.]

Traitement chirurgical. — Le traitement chirurgical est habituellement le seul efficace pour le strabisme divergent, mais on peut aussi le combattre, dans les cas nombreux où il s'accompagne de myopie, par la prescription des verres concaves appropriés. Le strabisme convergent, survenant souvent chez les hypermétropes par suite des efforts d'accommodation et de convergence, peut disparaître par l'emploi de verres convexes appropriés. Dans ces deux formes de strabisme, on doit corriger l'astigmatisme d'un ou des deux yeux pour obtenir l'acuité visuelle la meilleure de près et de loin et par suite une bonne vision binoculaire. Lorsque l'on a corrigé la réfraction par les verres et qu'il est nécessaire de recourir à l'opération, il faut toujours se rappeler qu'elle ne doit pas **affaiblir la** motilité du muscle à corriger.

L'intervention dans le strabisme consiste **dans le recu-** lement ou l'avancement du muscle dont l'action doit être affaiblie ou augmentée. L'opération porte exclusivement sur l'insertion tendineuse ou son voisinage immédiat.

[Le strabisme est une affection bilatérale, par conséquent il ne suffit pas d'opérer l'œil soi-disant incorrect; il faut de toute nécessité agir sur les 2 yeux; à un déséquilibre bilatéral il convient d'appliquer une action correctrice également bilatérale (Panas) (1).]

La section intra-musculaire, recommandée par Strohmeyer et exécutée pour la première fois en 1839 par Dieffenbach, est une mauvaise conception. Elle enlève toute action au muscle opéré. Il en résulta un discrédit très grand sur l'opération du strabisme jusqu'à ce que Bonnet, Böhm, [Boyer], Guérin, de Graefe, Kritchet, Weber [de Wecker, Panas, Landolt] et d'autres, se basant sur les données anatomiques firent connaître les principes de la ténotomie et de l'avancement. Si l'on ne tient compte que des résultats durables, l'opération du strabisme est celle qui donne les moins bons résultats de toutes les opérations oculaires.

Autrefois, on ne pratiquait guère pour le strabisme que le reculement du muscle (ténotomie). Mais il **est** certain que l'avancement capsulaire ou musculaire, plus désagréable peut-être pour le malade et d'une pratique plus difficile pour l'opérateur, donne de meilleurs résultats. Javal, Priestley Smith et Worth ont démontré que lorsque l'on traite les strabiques dans leur jeune âge par la correction de leur réfraction et des exercices appropriés [avec ou sans opération], on peut arriver à leur rendre

_____

(1) PANAS, Pathogénie et traitement du strabisme fonctionnel dit concomitant, *Bulletin de l'Académie de médecine*, juillet 1898.

une bonne acuité visuelle centrale et la vision binoculaire.

Considérations anatomiques. — L'insertion des tendons
sur le bulbe se fait de la façon suivante : Les droits internes
et externes se terminent sur une ligne légèrement courbe,
convexe par rapport à la cornée. Les droits inférieurs et
supérieurs sur une ligne irrégulière quelque peu oblique.
La distance de cette ligne d'insertion à la cornée donne
des chiffres tout différents suivant le point de la ligne que
l'on considère. Par exemple, l'extrémité nasale du tendon
du droit supérieur est distante de la cornée, d'après Motais,
de 6 mm. 5. L'extrémité temporale de 11 mm. Pour le droit
inférieur, l'extrémité nasale de 5 mm,5 et l'extrémité temporale de 8 mm. En pratique, on peut s'en tenir aux
chiffres suivants faciles à retenir :

Droit interne	5 mm.
— inférieur	6 mm.
— externe	7 mm.
— supérieur.	8 mm.

(mesure moyenne prise au milieu du tendon).

Il est important de savoir que les tendons des muscles
droits n'adhèrent pas seulement à la sclérotique par leur
ligne d'insertion (9 à 11 mm.), mais qu'ils sont rattachés
aux deux extrémités de cette ligne d'insertion à la capsule
de Tenon. Le tendon, coupé très en avant, au niveau de
son insertion scléroticale, ne se rétracte, en vertu de cette
disposition, que de 4 à 5 mm. La force du muscle n'est
donc amoindrie que d'un degré correspondant en faveur
de l'antagoniste, si le muscle antagoniste est assez puissant
pour attirer le globe de cette quantité. L'action de la ténotomie dépend donc en grande partie de la force de contraction du muscle antagoniste. Le tendon du muscle téno-
tomisé contracte avec la sclérotique de nouvelles adhérences plus éloignées que celles qu'il avait antérieurement.

Soins avant l'opération. — Les préparatifs de l'opération du strabisme sont les suivants : nettoyage, anesthésie
locale par injection sous-conjonctivale de quelques gouttes
de solution de cocaïne ou de stovaïne à 1/100 et d'une
goutte d'adrénaline, et attendre cinq à dix minutes en
massant légérement. Chez les enfants craintifs et indociles,
même lorsqu'on ne les fait pas souffrir, il est bon d'employer la pince arquée (fig. 22) qui permet à l'assistant,
lorsque c'est nécessaire, de tourner le bulbe du côté voulu
et donne un accès facile sur l'insertion tendineuse.

Les figures 97 à 103 représentent les instruments nécessaires à la ténotomie et les figures 104 à 107 ceux que l'on
emploie pour l'avancement.

Il ne faut jamais employer de ciseaux pointus pour la
ténotomie, on risquerait de perforer la sclérotique ; sous
l'insertion du tendon, la sclérotique n'a qu'une épaisseur
de 0^{mm},2. L'opérateur se place de façon que l'insertion du
tendon à couper regarde sa main droite ; pour la ténotomie
du droit interne gauche, il se place à la gauche du patient.

Technique de la ténotomie. — PROCÉDÉ DE DE GRAEFE.
— Entre la cornée et l'insertion du tendon, incision verticale de la conjonctive de 5 à 6 mm.

On dégage soigneusement la conjonctive avec les ciseaux,
contre le muscle, ce qui est particulièrement utile dans la
ténotomie du droit interne pour empêcher la rétraction de
la caroncule. Pour que le crochet à strabisme (fig. 99 et 100)
passe plus facilement sous le tendon, il faut que sa pointe
en soit d'abord éloignée, par exemple dans la ténotomie
du droit interne gauche, la pointe doit regarder le front.

On introduit ensuite le crochet à strabisme pour que
son extrémité vienne appuyer sur le bulbe et traverse la
capsule de Tenon à côté du tendon. Ce temps opératoire
est le plus difficile. Il a peu de chance d'échouer, si le
bulbe est bien tourné du côté de l'antagoniste par la pince
que maintient l'aide. Si le crochet est passé sous le tendon,

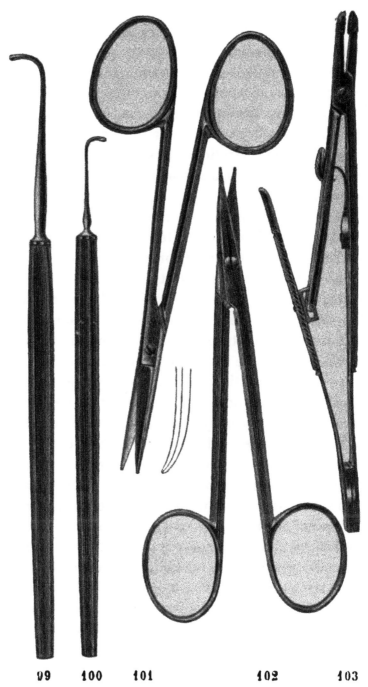

98   99   100   101   102   103

Fig. 97 à 103. — Instruments pour la ténotomie.
Fig. 97. Blépharostat de Clark. — Fig. 98. Pince à disséquer. —
Fig. 99. Grand crochet. — Fig. 100. Petit crochet. — Fig. 101.
Ciseaux à strabisme. — Fig. 102. Ciseaux de Stevens. —
Fig. 103. Porte-aiguille.

(fig. 101), on sectionne le tendon. Se servant du même crochet ou d'un modèle plus petit (fig. 100) on recherche : 1° s'il ne reste pas une petite partie des faisceaux tendineux en haut ou en bas de l'insertion que l'on sectionne ; 2° s'il n'y a pas plus profondément, en arrière du tendon, une sorte de deuxième insertion de quelques faisceaux conjonctifs à la sclérotique. Ces faisceaux doivent être soigneusement coupés, autrement l'opération pourrait rester sans résultat.

Si l'opération a été bien conduite, on trouve une diminution notable de la motilité après la ténotomie. Elle ne doit pourtant pas être trop forte. Après ténotomie du droit interne, la convergence doit être assez bonne pour permettre à l'opéré d'apercevoir binoculairement le doigt de l'opérateur rapproché jusqu'à 12 cm. de son visage.

Le détachement trop complet des connexions du tendon avec la capsule de Tenon peut entraîner une fâcheuse diminution de la motilité. On peut y remédier par une suture affaiblissant l'action de la ténotomie ; au lieu de la suture superficielle de la conjonctive, on suture en même temps le tendon, la capsule de Tenon et la conjonctive. La suture aura encore plus d'action si l'on place un fil avec deux aiguilles à travers la capsule de Tenon, l'une en haut, l'autre en bas. Pansement monoculaire et quelques jours de repos.

Procédé d'Arlt. — L'œil est tourné du côté de l'antagoniste, on saisit la conjonctive, près de la cornée, avec la pince à griffes et on la soulève légèrement. On sectionne le pli avec les ciseaux et on l'agrandit en haut et en bas, de façon à constituer une plaie verticale, longue de 8 à 10 mm. On décolle avec soin la conjonctive dans la direction du tendon. Le tendon est alors saisi avec cette même pince à griffe et sectionné avec les ciseaux au ras du bulbe. Avec le crochet à strabisme, on vérifie s'il ne reste pas de faisceaux tendineux. On juge alors de l'effet de l'opération.

Procédé de Snellen. — On sectionne la conjonctive horizontalement au milieu du tendon et on la libère des deux côtés dans la direction du tendon, pour le droit interne, jusqu'à la caroncule ; on saisit alors le tendon avec la pince à griffes et on pratique au milieu de son insertion une petite ouverture par où l'on fait pénétrer les ciseaux. On sectionne en haut et en bas, sous l'insertion tendineuse du tendon ; on évite ainsi les tiraillements.

[Procédé de Panas (1). — Élongation musculaire. — Panas conseille, dans la plupart des cas, de pratiquer avant la *double ténotomie* une élongation du muscle à l'aide du crochet à strabisme, en prenant soin d'effectuer les tractions progressivement et sans à-coups.

Parinaud a aussi recommandé cette élongation.]

La ténotomie, qui amoindrit l'action d'un muscle, doit souvent être combinée avec une opération qui augmente l'action du muscle antagoniste ; dans les cas de très fort strabisme divergent ou convergent, la ténotomie simple, ou double ne suffit pas. De même, lorsqu'on veut obtenir un effet opératoire maximum dans le strabisme paralytique ou dans les cas de strabisme ancien (diminution de puissance de l'antagoniste), ou lorsqu'on veut, pour avancer et remettre en bonne situation un muscle trop fortement rétracté après ténotomie (ou myotomie).

L'idée de l'avancement du tendon prit naissance de ce fait, qu'au début des opérations de strabisme par la myotomie, même la ténotomie, on eut des strabismes inverses et qu'on voulut les améliorer. Dieffenbach avait recours à cette opération secondaire en recherchant le muscle rétracté et en le suturant plus en avant au bulbe ou aux bords de la plaie. Guérin, puis de Graefe recherchaient le

(1) Panas. De l'élongation des muscles oculaires dans le traitement du strabisme non paralytique. *Archives d'ophtalmologie*, janvier 1896.

muscle, le libéraient du bulbe et le reportaient en avant.
Ils faisaient tourner l'œil assez fortement pour que le
muscle vînt se placer jusqu'au voisinage de la cornée,
bien en avant de son insertion primitive. La rotation du
bulbe était obtenue par un fil que l'on fixait à la racine
du nez (ou à la joue) avec un emplâtre agglutinatif, l'œil
était maintenu sans pansement, pendant quelques jours,
dans cette position forcée, afin d'obtenir l'adhérence plus
antérieure du muscle, mais la contraction musculaire le
faisait se détacher souvent et se reporter en arrière. Cette
opération, qui imposait un repos prolongé et une vive douleur au patient, fut appelée : l'*opération du fil*. Elle fit
place à cette opération si rationnelle de l'avancement.

Technique de l'avancement musculaire. — PROCÉDÉ
DE KNAPP. — Knapp, après ténotomie du muscle strabique, pratiquait l'avancement de l'antagoniste au moyen de
4 à 6 sutures, celle du milieu presque dans le méridien
horizontal, la supérieure et l'inférieure près du méridien
vertical de l'œil. Ces sutures passaient par la conjonctive,
le tissu sous-conjonctival et quelque peu de sclérotique.

PROCÉDÉ DE WEBER. — Ad. Weber, dans sa **méthode**
d'avancement, fut guidé par l'idée d'assurer un avancement égal du tendon contre la cornée, non modifiable
par le serrage inégal des fils. Après section verticale
de la conjonctive devant la ligne d'insertion du muscle,
il le détache de la sclérotique, le saisit à la pince et passe
un fil par le milieu, du côté de la sclérotique, il emploie
un fil un peu long, muni d'une aiguille courbe à ses
deux bouts. On le double au milieu et une troisième aiguille permet de le conduire à travers le tendon et la
conjonctive. L'assistant maintient l'anse du fil (après qu'on
a retiré l'aiguille) et le fil inférieur est passé entre la conjonctive et la sclérotique jusqu'au diamètre vertical de la
cornée, à 2 ou 3 mm. du limbe. On fait de même pour le
fil supérieur (fig. 109, *a*).

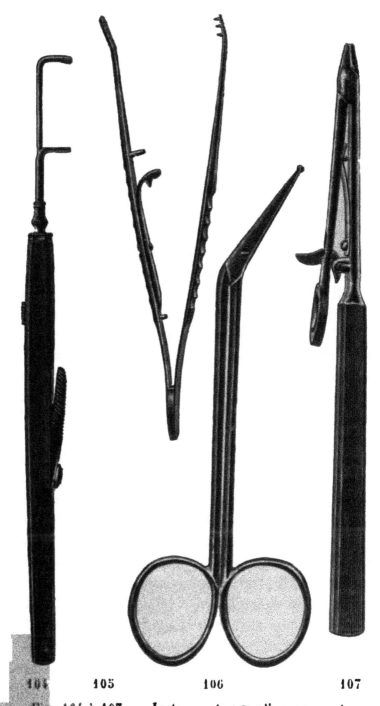

104 105 106 107

Fig. 104 à 107. — Instruments pour l'avancement.
Fig. 104. Double crochet de de Wecker. — Fig. 105. Pince de
Prince. — Fig. 106. Ciseaux de Landolt. — Fig. 107. Porte-
aiguilles.

On conduit les deux fils dans l'anse, on tire les fils et on noue après avoir attiré le tendon autant qu'il est nécessaire. Mais le nœud ne doit pas s'échapper à travers l'anse de fil sous peine de faire manquer la suture.

PROCÉDÉ DE DE WECKER.— Le double crochet de l'auteur (fig. 104) est très utile pour sa méthode d'avancement. Ce crochet permet de saisir fortement le tendon et, lorsqu'il est soulevé, de placer l'aiguille, par la face inférieure, le plus loin possible de l'extrémité antérieure. De Wecker introduit l'aiguille qui maintient l'anse moyenne d'un fil qui présente à chaque extrémité une autre aiguille. L'aiguille du milieu qui a traversé le tendon par sa face inférieure et la conjonctive est retirée, le fil coupé, de façon qu'à la place d'une anse comme Weber, on obtient deux fils passés à travers le tendon et la conjonctive (fig. 109, b). Ces fils sont liés avec les deux autres fils, comme dans l'opération de Weber, en haut et en bas de la cornée. Il faut tirer également sur les fils pour ne pas attirer le muscle en haut ou en bas.

PROCÉDÉ DE LANDOLT. — Après section d'un lambeau conjonctival, on ouvre la capsule de Tenon près du tendon et l'on introduit le crochet. Le tendon est alors traversé par deux fils (fig. 108) que l'on place plus ou moins en avant ou en arrière, suivant l'étendue de l'avancement que l'on désire. Lorsque les fils sont placés aussi loin que le montre la fig. 109, on sectionne le tendon à peu de distance des fils en employant les ciseaux de Landolt (fig. 106); on sectionne le reste du tendon jusqu'à son insertion, le raccourcissant ainsi de 3 mm. 5. Pour bien passer le bout antérieur du fil, on soulève la conjonctive et le tissu sous-conjonctival avec la pince à griffes pour permettre à l'aiguille de pénétrer dans la direction a-b aussi profondément que possible dans le tissu épiscléral. Si l'on craint de ne pas avoir placé sa suture assez profondément, on y remédie en saisissant encore une fois verticalement dans la direction *a-b* un pli de la conjonctive et de l'épisclère, et l'on fait à nouveau pénétrer son aiguille. L'aide, avec la pince à fixer, tourne le globe du côté du muscle qu'on avance, on peut alors nouer les fils, de façon à rapprocher complètement le tendon des fils conjonctivaux.

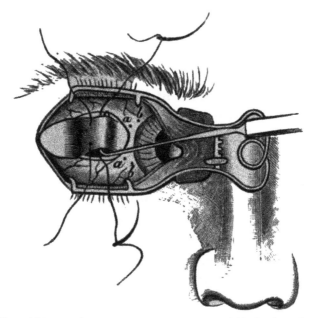

Fig. 108. — Avancement par le procédé de Landolt.

PROCÉDÉ DE PRINCE. — On introduit d'abord un fil au bord de la cornée, à travers la conjonctive, le tissu sous-conjonctival et la couche la plus superficielle de la sclérotique. Ce fil produit une fixation du bulbe aussi parfaite qu'une large pince à fixer. C'est à ce fil qu'on fixe plus tard le tendon. On pratique ensuite une incision verticale de la conjonctive et on libère le tendon saisi dans la pince de Prince (fig. 105) ou le double crochet de de Wecker (fig. 104).

On sectionne, après avoir passé à travers le tendon un fil qui porte une aiguille à chaque extrémité (fig. 109, *c*). L'aiguille est placée plus ou moins en arrière et traverse, de la profondeur vers la superficie, tendon, capsule, conjonctive et de chaque côté de la partie médiane du tendon, à environ 4 cm. Un des fils est conduit par dessus la cornée, de façon à croiser le premier fil passé près du limbe que l'on noue au-dessus de lui. L'extrémité du deuxième fil qui traverse le tendon est nouée avec le premier, et de cette façon le tendon est amené jusqu'au fil de fixation.

J'ai, depuis quelques années, employé avec de bons résultats cette méthode de Prince (Pl. VIII). Dans quelques cas, j'ai modifié les sutures : en nouant respectivement à chacune des extrémités du fil à fixation les deux extrémités du fil qui a traversé le tendon.

Procédé de Verhoeff. — Verhoeff fait une suture très solide. La conjonctive est sectionnée verticalement à 3 mm. 5 de la cornée, décollée jusqu'à la cornée, le tendon recherché, séparé de toutes ses attaches avec la capsule et saisi avec la pince de Prince. Si c'est nécessaire, on peut déjà sectionner le tendon. On dissèque avec soin le lambeau de conjonctive voisin de la cornée, et l'on introduit dans la sclérotique, à 1 mm. du limbe, un fil qui porte une aiguille à chaque extrémité, sur un trajet vertical de 6 à 8 mm. On retire la première aiguille, après lui avoir fait parcourir un court trajet horizontal, on agit de même avec la deuxième aiguille. Les 2 aiguilles sont alors introduites dans le tendon soulevé par la pince. On noue alors les fils. On réséque la partie de tendon comprise dans la pince et on suture la conjonctive (fig. 109, d et e). Les fils de la conjonctive peuvent être enlevés au bout de 4 jours et ceux du tendon après 7 jours. Les aiguilles qui doivent pénétrer dans la sclérotique ne doivent pas être très longues ou très courbes à la pointe. Le fil ne doit pas être trop gros.

Planche VIII. — Avancement par le procédé de Prince dans le strabisme divergent.

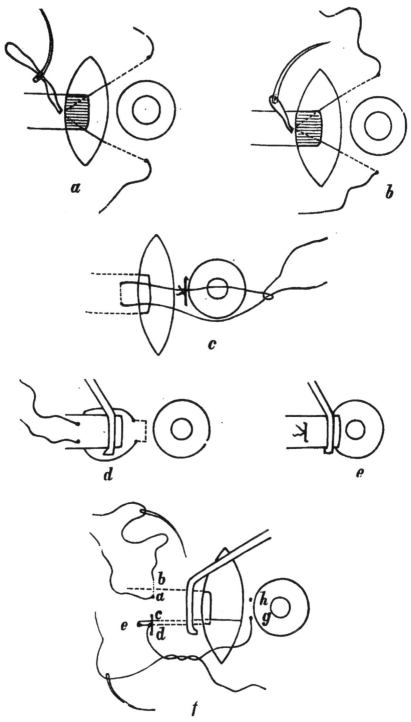

Fig. 109. — Technique de l'avancement.

a. Procédé de Weber. — *b*. Procédé de de Wecker. — *c*. Procédé de Prince. — *d* et *e*. Procédé de Verhoeff. — *f*. Procédé de Worth.

Procédé de Worth. — Il a l'avantage de comprendre dans la suture la partie voisine de la capsule de Tenon (fig. 109, *f*). On fait une incision verticale de 10 mm. On saisit ensuite avec la pince de Prince la capsule de Tenon, le tendon et la conjonctive. On sectionne le tendon; par le point *a*, on passe un fil à travers la conjonctive, la capsule et le tendon, on le fait ressortir ensuite de dedans en dehors en *b*. On pratique la même chose sur l'autre bord du muscle en *c d* et l'on noue la suture. Une fois le nœud serré, il reste deux chefs de fils, l'un muni d'une aiguille, l'autre sans aiguille. Le fil muni d'une aiguille est piqué en arrière du nœud (en *e*) de dehors en dedans à travers la conjonctive, la capsule et le tendon, il est conduit par dessous le tendon, en avant, du côté de la cornée et ressort en *g* ou *h* à travers la conjonctive et le tissu sous-conjonctival. On fait parcourir un trajet identique au fil qui passe dans l'autre bord du muscle. Ceci fait, on noue ensemble le fil postérieur qui part du nœud fait sur le tendon et celui que l'on a conduit jusqu'au limbe.

Worth attache une grande importance à l'emploi d'un fil résistant, pas trop mince, auquel on fait subir une préparation spéciale, en le faisant passer dans un mélange bouillant de cire (3 parties) et de vaseline blanche (5 parties).

Il peut arriver que le fil coupe le tendon ou la conjonctive. Les tendons sont souvent atrophiés, petits, flasques, ne donnant pas une bonne prise au fil. Souvent aussi, la conjonctive et le tissu épiscléral ne sont pas assez résistants pour supporter la traction que produit la suture. Cette section des tissus par le fil amène fatalement un reculement plus ou moins grand du tendon à la place de l'avancement recherché.

Aussi s'est-on efforcé d'obtenir, par d'autres procédés, le même résultat que par l'avancement musculaire : 1° par le plissement du muscle ou du tendon sans section de l'insertion ; 2° par la résection et la suture du tendon amenant un raccourcissement du tendon et du muscle.

Technique de l'avancement capsulaire. — Procédé de de Wecker. — Cet auteur l'a substitué à l'avancement musculaire.

La conjonctive est sectionnée parallèlement à la cornée et à quelques millimètres d'elle sur une étendue de 10 à 12 mm. de long. Pour obtenir un effet considérable, on détache un repli semi-lunaire de la conjonctive. On pratique ensuite au-dessus et au-dessous du tendon une incision verticale de quelques millimètres de long dans la capsule, dans le prolongement de l'insertion. Les ciseaux fermés sont introduits par les deux ouvertures, décollent la capsule et le tendon et le libèrent de ses adhérences avec la sclérotique. Par l'ouverture capsulaire, on introduit deux fils à travers le tendon et la conjonctive. On conduit les fils de façon à ce qu'ils soient situés à 3 mm. des bords du tendon. L'autre aiguille du fil est conduite en avant, dans l'ouverture capsulaire sous la conjonctive et le tissu épiscléral, comme dans la fig. 109, b. On lie alors également le fil supérieur et le fil inférieur; par ce moyen, les parties du tendon que traversent les fils, la capsule et la conjonctive sont attirées en avant, le tendon est plissé sans changement dans son insertion.

Procédé de Knapp. — Knapp a modifié l'avancement d'une façon semblable. Il place les sutures de même façon, ne coupe pas le tendon et produit un pli du tendon et de la capsule grâce auquel la portion tendineuse située en arrière des sutures est ramenée en avant par dessus les sutures.

Procédé de Todd. — Certains opérateurs américains plissent encore plus fortement le tendon. Todd, par exemple, libère, à travers la plaie conjonctivale et capsulaire, son tendon sur une longue étendue. Au moyen d'un instrument en forme de fourchette, dont les deux branches embrassent le tendon, il détermine un pli qui est retenu par 2 fils de catgut. Son instrument, grâce à une vis qui fait mouvoir une dent autour de l'autre, agit comme une fourchette à 2 dents entre lesquelles passerait le tendon et que l'on ferait tourner autour de son axe pour amener la partie postérieure du tendon en avant. Après avoir maintenu ce pli avec du catgut, il conduit 2 fils de soie, en avant comme dans l'avancement de de Wecker.

PROCÉDÉ DE BRANDT. — Brandt pratique le plissement d'une autre manière. Il libère le tendon entre deux crochets à strabisme ordinaire ; entre les deux, il introduit un gros crochet de 2 à 2 mm.5 et fait passer ses sutures au-dessous.

PROCÉDÉ DE SCHWEIGGER. — Schweigger a pratiqué la résection d'une portion plus ou moins grande de tendon, suivie de suture tendineuse. Son avancement s'exécute de la façon suivante : Après ténotomie du muscle strabique, la conjonctive est sectionnée sur le bord du tendon du muscle antagoniste parallèlement au tendon, en même temps que la capsule de Tenon. Un crochet courbe et plat est introduit sous le muscle pour le soulever. On doit agir de telle sorte que tout le tendon repose librement sur le crochet. Pour y arriver avec plus de sûreté, on emploie un deuxième crochet que l'on conduit dans la direction opposée sous le muscle. Pendant qu'un des crochets reste sous le muscle, l'autre est retiré au point où l'on veut placer les fils. Le tendon ainsi que le muscle sont ainsi dénudés sur une étendue de 3 à 10 mm. On mesure la longueur de la partie à sectionner, puis on place des fils de catgut. Une première aiguille passe sous le bord supérieur du muscle et le traverse d'arrière en avant pour aboutir à son milieu. Une seconde aiguille est passée sous le bord inférieur du muscle et ressort en son milieu. On coupe ensuite au-devant des fils et on pratique la ligature de la portion coupée avec l'insertion tendineuse antérieure. On peut être amené à réséquer une petite portion du muscle, mais c'est en général superflu.

PROCÉDÉ DE KOSTER. — Koster pratique des sutures analogues, mais ne coupe pas le muscle. Il pratique aussi un plissement du tendon.

PROCÉDÉ DE MULLER. — Müller recommande la myectomie et fait en même temps la ténotomie du muscle strabique, tandis que Vieusse, qui recommandait le premier la section d'une portion de tendon, ne s'attaquait pas au muscle strabique.

Incision verticale de la conjonctive à 4 mm. de la cornée, le muscle doit être bien découvert. On le charge sur un crochet à strabisme, et, au moyen de ciseaux, on le libère de ses adhérences propres avec la capsule de Tenon dans l'étendue que comporte la résection musculaire à pratiquer. Dans le strabisme divergent, la portion réséquée sera en rapport avec la déviation strabique. Elle ira jusqu'à 6 mm. et sera même de 1 à 2 mm. plus grande dans les strabismes divergents de degré plus élevé. Dans le strabisme convergent, la portion réséquée doit être de 1 mm. inférieure à la déviation strabique. On mesure la longueur à réséquer au moyen d'un compas ; on prend soin de laisser adhérer à la cornée une portion de 2 mm. de longueur. En arrière de la portion de muscle à réséquer, on fait passer par ses bords supérieur et inférieur un fil de soie suffisamment fort. Chacun de ces fils doit comprendre dans son anse 1/4 environ de la largeur du muscle.

On noue les fils et on a ainsi deux fils au niveau de chaque bord du muscle. De ces deux fils, on en sectionne un au ras du nœud.

On sectionne ensuite le muscle en avant des sutures, en respectant le tronçon de 2 mm. de longueur, dont il a été précédemment parlé. Dans ce tronçon on fait passer deux fils que l'on noue de la même façon que l'on avait fait pour le muscle. Enfin l'on noue respectivement ensemble les deux fils supérieurs et les deux fils inférieurs. Lorsque l'étirement du muscle est considérable, Müller ajoute un nœud supplémentaire au niveau de la partie médiane. La conjonctive est suturée par deux fils et on laisse les deux yeux bandés pendant trois jours.

Dans les avancements, les plissements ou les résections, l'opération et les soins consécutifs doivent être soumis aux règles de l'asepsie, mais c'est surtout à la stérilisation du matériel de sutures que l'on doit donner tous ses soins. Malgré cela, jamais un fil ne doit traverser complètement la sclérotique. Le champ opératoire ne reste en effet stérile que pendant peu de temps et une infection le long du fil vers l'intérieur du globe est possible.

[L'anesthésie générale est nécessaire pour l'avancement chez les enfants ou les sujets pusillanimes.]

Après les opérations d'avancement, il peut survenir des douleurs assez vives, on peut les calmer par une injection de morphine.

Un autre inconvénient de ces opérations complexes est le maintien pendant plusieurs jours du pansement binoculaire.

Le bourrelet rouge qu'on observe pendant plus ou moins longtemps après l'avancement ou le plissement, disparaît toujours par la suite.

Müller a fait remarquer que l'avancement n'est pas autre chose qu'un raccourcissement du muscle. En effet le muscle avancé contracte des adhérences avec le bulbe de son ancienne insertion jusqu'à sa nouvelle, et ne s'en écarte pas, même dans les mouvements de rotation les plus accentués. Le muscle avancé exerce son action au point même où se trouvait précédemment son insertion.

L'exactitude de ce fait a été démontrée par Fröhlich. Cinq semaines après l'opération de l'avancement, il a coupé jusqu'à la sclérotique, tout ce qui se trouvait en avant de l'insertion primitive (normale) du muscle, séparant ainsi du muscle toute la portion avancée. Cette conduite n'a jamais amené d'affaiblissement du résultat opératoire et ne lui a jamais permis de constater d'espace libre entre le bulbe et la portion du muscle avancée.

Indications des diverses opérations pour le strabisme. — Les indications des divers procédés opératoires sont très controversées. On n'est déjà pas d'accord sur l'âge où l'on doit opérer le strabisme.

Age. — Comme chez les enfants un strabisme convergent peut disparaître plus ou moins avec l'âge, beaucoup d'opérateurs n'acceptent pas d'opérer cette variété de strabisme avant 14 ou 16 ans.

D'autres, au contraire, recommandent d'opérer très tôt pour permettre aussi rapidement que possible le développement de la vision binoculaire. Dans le strabisme convergent des enfants, il faut être très circonspect pour ne pas causer plus tard un strabisme divergent ; à mon avis, on ne doit pas traiter opératoirement le strabisme convergent avant 5 ou 6 ans ; après cet âge, il faut tenir compte des cas individuels et agir d'après le degré et le caractère du strabisme. L'intervention opératoire est d'autant plus indiquée que le sujet est plus âgé.

Procédés. — Les avis sont encore plus différents pour le choix des méthodes opératoires.

Le grand nombre des procédés indiqués plus haut fait bien voir que le problème n'est pas facile et que l'opérateur n'enregistre pas toujours des succès.

L'avancement simple sans ténotomie des deux côtés est recommandé par Landolt pour le *strabisme convergent des jeunes sujets.* J'ai vu, après un avancement considérable sans ténotomie, survenir une enophtalmie très disgracieuse.

La ténotomie ne trouble pas la mobilité du muscle, si les liens latéraux du tendon avec la capsule sont ménagés.

Dans les cas de strabisme persistant, après ténotomie il est préférable de recourir à l'avancement, plutôt que de faire à nouveau la ténotomie.

On a reproché à la ténotomie de produire de l'exophtalmie et de causer dans la ténotomie du droit interne un enfoncement de l'angle interne de l'œil. On peut éviter ce dernier désagrément si l'on a soin de bien disséquer, avant la ténotomie, la conjonctive jusque sous la caroncule.

Un dosage suffisant de l'opération est très difficile et il est presque impossible de prédire à l'avance le résultat définitif de cette opération. L'action d'une ténotomie par exemple ne dépend pas uniquement d'un plus ou moins grand décollement du tendon, mais tout aussi bien de la puissance du muscle antagoniste. Nous ne pouvons préjuger de la durée d'action du muscle antagoniste, car nous n'examinons jamais qu'un travail musculaire momentané; on voit ainsi comment une ténotomie ou un avancement peuvent produire un résultat final tout autre que celui désiré. On a d'autant plus de chances de réussir que l'on agit comme en orthopédie et que l'on persévère jusqu'à un résultat satisfaisant.

Dans les degrés élevés de strabisme, en particulier de strabisme divergent, on doit peu craindre l'hypercorrection et la convergence ultérieure; aussi on peut combiner au reculement l'avancement aussi complet que possible.

[Le professeur De Lapersonne (1) a donné quelques règles très précieuses pour guider l'opérateur dans le choix de l'opération contre le strabisme convergent :

1° Dans les degrés très faibles de strabisme ne dépassant pas 10°, lorsque tous les exercices ne sont pas parvenus à rétablir le parallélisme des axes visuels, une ténotomie simple, unilatérale peut suffire.

_____

(1) De Lapersonne. Des indications dans le traitement du strabisme. *Presse médicale*, juillet 1902.

2° Au dessus de 10°, il est indispensable de faire la ténotomie des deux droits internes.

3° Au dessus de 25°, à la ténotomie des deux droits internes, il faut ajouter l'avancement capsulaire de l'un ou des deux droits externes, suivant le degré.

4° Enfin au delà de 45° ou même au-dessous de ce chiffre, si l'examen du champ du regard indique une faiblesse marquée des droits externes, à la ténotomie des droits internes il faut associer l'avancement musculaire d'un ou des droits externes.]

Soins après l'opération. — Le traitement doit être complété par le port de verres, les exercices stéréosco-

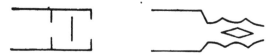

Fig. 110. — Allongement tendineux de Verhoeff.

piques et la mécanothéropie oculaire (v. p. 152). Après ténotomie et avancement d'un œil seul, lorsqu'il reste une certaine déviation et qu'on peut craindre qu'une ténotomie, surtout dans le strabisme convergent, ne produise trop d'effet, on peut s'adresser à l'opération de Verhoeff (fig. 110).

Cette opération ne produit qu'une action modérée ; elle allonge le tendon sans le sectionner.

Lorsque l'on a recours à la ténotomie, il faut la pratiquer de façon à ne pas altérer la mobilité du globe ; plus l'activité d'un muscle est défectueuse, plus il est justiciable de l'avancement, qui est la méthode de choix dans le strabisme paralytique.

2. — ÉNUCLÉATION

Cette opération avec conservation de la capsule de Ténon fut proposée pour la première fois par Bonnet, de Lyon ;

elle était basée sur ses études anatomiques de la capsule (appelée depuis capsule de Ténon ou de Bonnet).

Si l'intervention intéresse plus ou moins les tissus voisins, dans les tumeurs perforantes du globe, par exemple, il s'agit d'une *extirpation du globe*.

Il s'agit d'une *exentération de l'orbite* lorsqu'on enlève tout le contenu orbitaire.

S'il a existé ou s'il existe encore une inflammation vive de l'œil, mieux vaut recourir à l'anesthésie générale. Pour les autres cas, l'anesthésie locale peut suffire.

Instrumentation. — Les figures 111 à 115 représentent les instruments nécessaires à cette opération. On a besoin d'une paire de ciseaux forte, comme ceux de la figure 118, et d'un écarteur de Desmarres pour éviter toute section des paupières pendant l'opération (Planche IX). On peut aussi employer les écarteurs simples (figures 14 à 25). Avant d'intervenir, surtout avec le chloroforme, on a soin de s'assurer de l'œil à énucléer pour éviter toute méprise (apparence normale ou état inflammatoire des deux yeux, par exemple dans l'ophtalmie sympathique). Un procédé simple consiste à recouvrir avant l'opération le bon œil d'un bandeau. On fait avec soin le nettoyage du champ opératoire et du sac conjonctival. Il n'est pas nécessaire de couper les cils et de raser les sourcils. Pour énucléer l'œil droit, on se tient à la droite de la table d'opération, pour l'œil gauche à la tête de la table. Si l'œil est très volumineux (staphylome, buphtalmie), on peut fendre l'angle externe avec des ciseaux (fig. 118).

Enucléation avec anesthésie locale. — Le procédé d'anesthésie locale pour l'énucléation a été exposé page 9.

Technique. — Avec les ciseaux courbes, on pratique tout autour de la cornée une section de la conjonctive soulevée avec la pince à griffes (fig. 111).

On libère la conjonctive jusqu'aux insertions musculaires et l'on détache les quatre muscles comme dans l'opé-

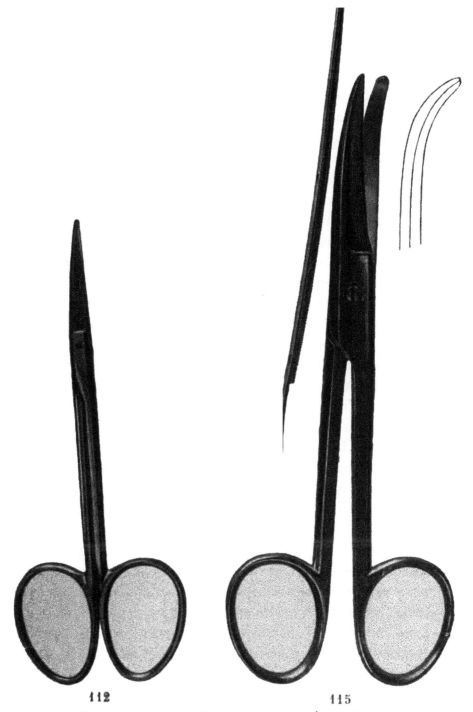

112   115

Fig. 111 à 115. — Instruments pour l'énucléation.
Fig. 111. Pince à griffes. — Fig. 112. Ciseaux. — Fig. 113. Cro_
chet. — Fig. 114. Pince à griffes. — Fig. 115. Ciseaux.

ration du strabisme, en chargeant chaque tendon sur le
crochet. Cette quadruple ténotomie s'effectue très bien et
sans tiraillement douloureux. On commence par le droit
externe, on continue par le droit supérieur, puis le droit
inférieur et en dernier lieu le droit interne. La section du
dernier muscle se fait au-dessus du crochet, afin de laisser
adhérer un morceau de tendon au bulbe. Ce bout de tendon, maintenu par une forte pince à griffes (fig. 114),
servira à maintenir le globe et à le mettre en abduction;
on termine le dernier temps de l'opération avec de gros
ciseaux courbes avec lesquels on détache les dernières
adhérences; avec la pointe des ciseaux fermés on va
reconnaître le nerf optique sur lequel on arrive facilement. On ouvre alors les ciseaux pour le saisir et on le
sectionne franchement. On tire le globe avec douceur, on
sépare les muscles obliques et on achève l'extraction.

Il faut, s'il s'agit d'un gliome de la rétine, extraire une
portion aussi longue que possible de nerf optique.

Enucléation avec anesthésie générale. — Cette méthode, bonne dans les cas ordinaires, est plus difficile
lorsqu'il existe de fortes adhérences, et est contre-indiquée
lorsque l'œil est mou. On doit alors recourir au chloroforme.

Technique. — L'opérateur se place à droite pour pratiquer la section du nerf optique (planche IX) droit du côté
nasal; à gauche au contraire il pratique la section du côté
temporal, l'œil étant tourné du côté nasal. On saisit la
conjonctive au voisinage du limbe en avant du droit
externe avec une pince droite et forte tenue de la main
gauche; on pratique une section verticale avec les ciseaux.
La conjonctive est déviée en dehors et en dedans, on saisit
alors le tendon comme dans la ténotomie et on le sectionne

Planche IX. — Enucléation du globe.

(on agit de même pour le droit interne s'il s'agit de l'autre œil). Le muscle est sectionné en arrière du tendon pour servir au maintien du globe. On dirige la branche mousse des ciseaux à plat sur la sclérotique jusqu'à l'insertion du droit inférieur dont on sectionne le tendon au ras de la sclérotique ; on agit de même pour le droit supérieur.

A ce moment, on tourne le bulbe à gauche et on coupe les obliques et le droit externe.

Pour mieux passer avec les ciseaux sous les tendons, Landolt a fait construire deux ciseaux présentant deux courbures, un pour le côté droit et un pour le côté gauche.

[La section du nerf optique par le côté temporal de l'orbite, qu'il s'agisse de l'œil droit ou de l'œil gauche, est préférable dans tous les cas; les différents temps de l'opération se décomposent ainsi :

1er Temps. Incision conjonctivale. — Détacher circulairement avec les ciseaux la conjonctive aussi près que possible du limbe. Dans ce 1er temps, il est important de bien décoller la conjonctive bulbaire.

2e Temps. Section des quatre muscles droits. — On charge d'abord le droit externe, puis le droit supérieur, le droit interne et enfin le droit interne, on les coupe successivement au ras du bulbe.

3e Temps. Section du nerf optique et des muscles obliques. — Le globe, saisi fortement au niveau de l'insertion du droit externe, est luxé en dedans. En rasant le globe, on fait pénétrer une paire de forts ciseaux jusqu'à ce qu'on bute contre le nerf optique, on ouvre alors les ciseaux et on sectionne le nerf. L'œil est alors attiré en avant et débarrassé des insertions des muscles obliques ou des adhérences qu'il peut présenter.]

Pendant et après l'opération on peut observer une hémorragie assez notable, surtout chez les artérioscléreux, mais il n'est jamais nécessaire de pratiquer de ligature.

Il suffit de laver la plaie avec une solution de sublimé chaude à 1 pour 5.000 et de placer rapidement un pansement compressif. Si ce moyen échoue, on tamponne la cavité avec de la gaze iodoformée que l'on peut même imbiber d'adrénaline.

On doit aussi évacuer le caillot sanguin qui s'est formé dans la cavité après l'opération, ce qui contribue à arrêter l'hémorragie.

SUTURES. — Certains opérateurs suturent la conjonctive en bourse, d'autres font passer des fils du bord conjonctival supérieur au bord inférieur, d'autres enfin suturent les muscles à la conjonctive dans l'espoir d'obtenir un meilleur moignon. Sans sutures, la guérison survient dans l'espace de 6 à 7 jours. Elle est la règle et les complications s'observent très rarement.

FAUTES ET DIFFICULTÉS OPÉRATOIRES. — C'est une faute opératoire de sectionner ou de ponctionner le bulbe. Il faut éviter l'emploi de ciseaux pointus. Cet accident survient surtout dans les yeux mous. On le prévient par une injection préalable de cocaïne dans l'œil.

On doit prendre grand soin de faire effectuer au globe une rotation exacte et de le maintenir dans le plan normal, sous peine de déplacer le nerf optique que les ciseaux ne pourraient plus rencontrer. Dans ce cas, il ne faut pas se laisser intimider; on attend un instant, on saisit l'œil à nouveau avec soin pour effectuer une rotation exacte et on reprend les ciseaux.

Il est dangereux et on doit éviter de luxer le globe avec le blépharostat. Ce procédé permet sans doute d'atteindre plus rapidement le nerf optique, mais soumet le globe à une tension excessive. Pour faciliter la section du nerf optique, on a aussi construit des instruments en forme de cuiller que l'on glisse en arrière du globe. Il peut arriver que le bulbe ne sorte pas de l'orbite, même après section complète du nerf optique; ce fait tient à un volume excessif du bulbe ou à l'étroitesse de la fente palpébrale. On doit alors faire une canthoplastie.

Indications. — L'énucléation est indiquée :

1º *Dans les tumeurs malignes ;*

2º *Dans les traumatismes de l'œil, primitivement* lors de délabrements considérables du bulbe ; *secondairement* lorsqu'il y a menace d'ophtalmie sympathique. A cet égard les plaies les plus dangereuses sont celles de la région ciliaire (même les plaies opératoires).

[Ce sont là surtout les indications principales de l'énucléation, qui doit rester un procédé d'exception].

3º *Dans le cas de douleurs persistantes* avec perte de la vision, en particulier dans le glaucome primitif ou secondaire.

4º *Dans les staphylomes volumineux* [dans ce cas, la kératectomie, combinée, l'opération de Panas, est préférable] ;

5º *Dans la panophtalmie et les affections suppuratives aiguës* [ces affections sont, comme on le verra plus loin, justiciables de l'exentération ignée (1)] ;

Ici les avis sont partagés.

Dans ces infections, l'énucléation a parfois été suivie de mort par méningite. Aussi, bon nombre d'opérateurs et parmi eux d'anciens interventionnistes considèrent-ils ces cas comme une contre-indication opératoire.

A mon avis, je considère les infections intraoculaires et la panophtalmie comme une indication de l'énucléation et j'en ai pratiqué un grand nombre sans aucun accident.

L'infection que peuvent causer les microbes cantonnés dans l'œil ne me paraît pas susceptible de s'étendre à tout l'orbite ; les accidents me paraissent uniquement imputables à leurs toxines. Je citerai à l'appui de cette opinion les recherches de Silberschmidt qui ont montré que les bacilles

---

(1) DE LAPERSONNE, *Arch. d'Ophtalmologie,* 1900.

rencontrés dans la panophtalmie ne peuvent être décelés dans le bulbe que pendant bien peu de temps et ne tardent pas à disparaître sans que pour cela l'infection soit arrêtée.

Soins consécutifs. — Après l'opération on procède au lavage de la plaie avec du sublimé à 1/1000 en s'aidant des écarteurs.

Dans le cas de panophtalmie, on introduit un petit drain ou une mèche iodoformée qui ressort entre les paupières dans l'angle externe ou interne. On place également de la gaze iodoformée sur les paupières et on recommande au patient, pour faciliter l'écoulement des sécrétions dans les premiers jours de l'opération, de se coucher sur le côté où est placé le drain ou la mèche de gaze.

Bien entendu dans tous les cas de suppuration toute suture doit être proscrite ; à mon avis d'ailleurs, ces sutures sont antichirurgicales et ne peuvent se comprendre que lorsqu'on est assuré d'une asepsie rigoureusement parfaite.

[Névrotomie du nerf optique. — Dans certains cas de tumeurs malignes du globe, ou lorsqu'on craint une propagation ascendante d'un processus irritatif, on peut employer un instrument ingénieux récemment imaginé par le Dr Joseph (1). Cet appareil permet de faire la section du nerf presque au trou optique. Par une manœuvre simple, analogue à celle de l'amygdalotome, on peut, avec cet appareil, enlever en un seul temps avec le globe 23 millimètres environ de nerf optique parfaitement dénudé. Voici la technique que l'on devra suivre :

1º Section de la conjonctive et des muscles droits comme à l'ordinaire ;

2º Luxation du globe de manière à bien tendre le nerf ;

3º Introduction du névrotome par l'angle interne et chargement du nerf ;

(1) Dr Joseph, *Archives d'ophtalmologie*, novembre 1904.

4° Fermeture du chas du névrotome en manœuvrant la poussette;

5° Enfoncement de l'appareil au fond de l'orbite;

6° Manœuvre de la guillotine.]

3. — RÉSECTION DU NERF OPTIQUE, NÉVROTOMIE OPTICOCILIAIRE

Pour remplacer l'énucléation qui cause une mutilation considérable, on a proposé toute une série d'opérations.

Procédé de Schweigger. — Schweigger préconisait le procédé suivant : après incision de la conjonctive et de la capsule de Tenon à 3 millimètres en arrière de l'insertion du droit interne et après libération du muscle, on place sous le muscle un 1ᵉʳ crochet aplati et mousse, puis un second. Le premier crochet placé dans l'angle d'insertion tourne l'œil en dehors, l'autre soulève le muscle. On passe deux fils à travers le muscle et la conjonctive. Le muscle est ensuite sectionné au moins à 5 millimètres de son insertion et les fils sont noués. Un autre fil est également passé à travers le tendon, la conjonctive et l'extrémité antérieure du muscle. On agrandit la plaie vers le droit supérieur et le droit inférieur et on tire l'œil en avant et en dehors avec un crochet double et pointu (fig. 72). Avec des ciseaux courbes appliqués sur le globe, on pénètre dans l'orbite, on va chercher le nerf et on le sectionne aussi près que possible du trou optique. Le double crochet permet de ramener en avant le pôle postérieur de l'œil ; on sectionne alors la portion de nerf optique adhérente au bulbe au ras de la sclérotique, l'insertion des obliques et l'on dissèque tout le pôle postérieur. L'œil est remis en place, la plaie fermée grâce aux fils placés au début de l'opération. On oblitère aussi la fente palpébrale par quelques points de suture qui suffiront à empêcher une exophtalmie très désagréable due à l'hémorragie. Après

4 jours, ce danger est écarté et on enlève les sutures des paupières.

Procédé de de Wecker. — De Wecker a simplifié la résection en excisant 5 à 6 millimètres de ce nerf. Il a fait construire un crochet pour bien saisir le nerf optique et des ciseaux qui assurent la compression et diminuent l'hémorragie.

Cette opération peut convenir dans certains cas pour combattre des accès douloureux sur des yeux privés de vision (par exemple dans la dégénérescence glaucomateuse). Elle ne donne aucune sécurité contre l'ophtalmie sympathique puisqu'on a pu la voir éclater malgré cette intervention.

4. — EXENTÉRATION OU ÉVISCÉRATION DU GLOBE

Elle consiste, après incision circulaire de la sclérotique en arrière de la cornée, à extraire tout le contenu du globe et à suturer ensuite la sclérotique. On constitue ainsi un moignon volumineux qui permettra, lors de la prothèse, de mieux placer la pièce artificielle et de conserver une mobilité très avantageuse.

Procédé de de Graefe. — Après désinfection du champ opératoire et incision circulaire de la conjonctive, l'opérateur maintient avec une pince le bord cornéen, pendant que l'assistant fixe le globe à 5 millimètres en arrière dans le même méridien. On incise au couteau entre les 2 pinces jusqu'à apparition du corps ciliaire dans la plaie. On élargit la section avec des ciseaux mousses (ceux de Stevens, par exemple, fig. 102).

On continue circulairement la section de la même manière.

Avec la curette on extrait le contenu de l'œil d'un seul coup ou en plusieurs fois.

On nettoie la coque sclérale à la pince avec des ciseaux ou avec des tampons de gaze, on irrigue avec un liquide antiseptique, on suture l'ouverture sclérale et la conjonctive au moyen de 3 à 5 sutures horizontales ou d'une suture en bourse.

Les suites de l'opération sont plus pénibles pour le patient que dans l'énucléation. Il faut bander aussi l'œil non opéré pendant 3 à 4 jours, et il survient souvent de vives douleurs ciliaires qu'on doit combattre par l'administration de morphine. Quand tout va bien, la guérison demande 8 à 10 jours de traitement.

Dès le début, le moignon peut n'être pas beaucoup plus volumineux qu'après l'énucléation et par la suite il peut devenir si petit qu'on n'obtient aucun bénéfice réel.

On a essayé de placer dans la coque sclérale des boules de verre (Mules), de celluloïde (Lang), d'argent (Kuhnt), [des fragments d'éponge (Belt, Trousseau), de la vaseline (Rohmer).]

Ces corps étrangers ne sont en général pas supportés longtemps et ne tardent pas à être éliminés.

L'exentération simple ne convient pas pour les tumeurs malignes de l'œil, car l'on ne sait jamais si la tumeur n'a pas envahi la sclérotique.

Je la considère aussi comme insuffisante dans les infections suppuratives de l'œil, attendu qu'elle laisse une cavité rigide où la rétention est possible.

Les recherches microscopiques de Ruge ont montré qu'il était impossible de maintenir aseptique la coque sclérale. Aussi est-il douteux que l'exentération simple préserve d'une façon efficace de l'ophtalmie sympathique.

EXENTÉRATION IGNÉE

[Pour éviter les complications possibles du côté des méninges après l'énucléation, et, en raison des inconvé-

nients indéniables de l'exentération simple, le professeur
De Lapersonne a proposé cette opération. Dans les interventions nombreuses faites par notre maître et nous-
même, nous n'avons jamais observé aucun incident opératoire. La simplicité, la rapidité de l'opération, la cessation constante, rapide et absolue des douleurs en font
l'*opération de choix* dans la panophtalmie. Peut-être
même pourrait-on étendre son indication à certains cas
de tuberculose oculaire.

Technique. — *1ᵉʳ Temps*. — Après anesthésie générale,
section transversale de la cornée avec un couteau de de
Graefe au delà des limites cornéennes ; avec les ciseaux on
fait en haut et en bas une incision cruciale déterminant la
formation de quatre volets.

2ᵉ Temps. — Lorsque le pus s'est écoulé et qu'on a
enlevé le cristallin, on introduit à plusieurs reprises dans
la cavité bulbaire un gros thermocautère recourbé, chauffé
à blanc ; on insiste particulièrement sur la cautérisation
de la région papillaire.]

5. — ŒIL ARTIFICIEL. PROTHÈSE

Cette question a été reprise depuis quelques années par
Snellen.

Les coques de verre employées jusqu'alors pour la prothèse étaient constituées par une coque épaisse en forme
de coquille.

Snellen a fait construire des pièces à double coque qui
ont l'avantage de mieux remplir la cavité oculaire et de
posséder des bords moins tranchants. Elles diminuent l'enfoncement de la paupière supérieure, mais permettent peu
de mobilité. Il est vrai que beaucoup de personnes tour-
nent la tête et non pas les yeux, et il suffit de recommander à l'opéré de mouvoir latéralement la tête. On lui re-

commandera en outre de renouveler son œil de verre tous les ans ou tous les deux ans au plus. En devenant rugueuses, ces pièces sont en effet susceptibles d'entraîner de l'irritation, de la sécrétion pouvant entraîner la production de cicatrices et un rétrécissement de la cavité rendant finalement le port de la pièce très pénible ou même impossible.

La pièce, tout en étant assez volumineuse, doit permettre l'occlusion complète des paupières ; elle ne doit être appliquée sur des yeux phtisiques que s'il n'existe aucune irritation.

L'appareil doit être enlevé la nuit, il ne faut pas le placer dans l'eau, mais le conserver à sec après l'avoir essuyé soigneusement.

Les malades apprennent facilement à l'introduire en le glissant sous la paupière supérieure, puis l'inférieure.

On le retire avec une épingle à tête de verre engagée au-dessous de la partie inférieure de l'appareil prothétique.

[Les yeux de Snellen, à double paroi, se brisent souvent spontanément : la différence de pression qui existe entre l'extérieur et le milieu compris entre les deux coques est telle quelquefois qu'à la suite d'un changement brusque de température la pièce se fend sans le moindre choc.

On peut dire aussi qu'en pratique il est presque impossible à un oculariste de fabriquer d'emblée une pièce prothétique qui ne demande pas quelques modifications. Les yeux de Snellen à double paroi par leur conformation même ne permettent, une fois faits, aucune modification].

V. — OPÉRATIONS SUR L'ORBITE

1. — ABCÈS SUPERFICIELS

L'ouverture d'abcès siégeant à la partie antérieure de l'orbite ne présente pas de difficultés. Ces abcès ont leur origine dans les os, le périoste de l'orbite ou dans les cavités osseuses voisines. On pratique une incision large jusqu'à l'os, en se gardant bien de léser le releveur de la paupière supérieure.

2. — PHLEGMON DE L'ORBITE

Le phlegmon de l'orbite, souvent lié à une suppuration profonde d'origine sinusienne (cellules ethmoïdales et sphénoïdales en particulier) peut non seulement provoquer une altération du nerf optique, mais aussi mettre la vie du malade en danger. Dans ces cas, l'intervention rapide s'impose ; il faut donner issue aux produits inflammatoires. On pratique une large incision sur la partie du rebord orbitaire où siège le maximum d'inflammation et de gonflement, ce sera, par exemple, à la partie supérieure et interne si le globe se trouve dévié en bas et en dehors.

Après chloroformisation, on pratique directement sur le rebord orbitaire une incision courbe de 4 à 5 cm. de long, comprenant le périoste que l'on décolle de l'os avec une rugine sur une étendue de 3 à 4 cm. En pénétrant ainsi entre l'os et le périoste, on est plus sûr d'éviter la blessure du releveur, du grand oblique ou de la glande lacrymale.

Souvent, après le décollement du périoste, l'écoulement du pus se produit, sinon on écarte fortement la plaie et on prolonge l'incision dans la profondeur jusqu'à l'endroit où on soupçonne la présence du pus ou de l'œdème inflammatoire. Même à défaut de pus, la simple évacuation de sérosité inflammatoire n'en est pas moins très utile pour préserver le nerf optique.

On introduit alors une mèche iodoformée ou un drain pour faciliter l'écoulement des sécrétions. On a souvent besoin de compléter l'opération par un traitement énergique des cavités annexes infectées.

3. — *EXTIRPATION DES TUMEURS DE L'ORBITE*

Les tumeurs, siégeant dans la portion antérieure de la cavité orbitaire, peuvent souvent être extirpées sans grande difficulté, à l'aide d'une incision courbe sur le rebord orbitaire ou d'une incision par le sac conjonctival.

Angiomes. — L'extirpation convient aux angiomes non encapsulés de la partie antérieure de l'orbite, fréquents aussi sur les paupières, d'origine ordinairement congénitale et à développement très lent. L'emploi de la corne permet d'éviter une abondante hémorragie. On l'introduit sous la paupière, dans le sac conjonctival, profondément, jusqu'à ce que son bord vienne se placer contre le rebord orbitaire.

Si la tumeur siège sur la paupière supérieure, on a soin de ménager le releveur en enlevant la peau. On peut négliger les petites portions de tumeur érectile situées dans la peau de la paupière, le bord palpébral ou la partie postérieure de la paupière ; Knapp a vu ces tumeurs accessoires disparaître d'elles-mêmes après l'extirpation de la tumeur principale. [L'électrolyse donne d'excellents résultats dans le traitement des tumeurs érectiles des paupières.]

Les pinces de Knapp, de Snellen ou de Desmarres (fig. 130, 134, 132) sont d'un emploi très utile pour l'ablation des petits angiomes des paupières ; elles procurent une hémostase presque parfaite.

Le traitement des angiomes rétrobulbaires est analogue à celui des autres tumeurs rétrobulbaires.

Tumeurs rétrobulbaires. — Avant les procédés de
Knapp et surtout de Krönlein, les tumeurs rétrobulbaires,
à peu d'exceptions près, comportaient l'énucléation préalable. Le procédé de Krönlein rend l'accès du champ opératoire plus facile et plus large, tout en conservant le globe.

1° PROCÉDÉS DE KNAPP ET DE LAGRANGE

Ils ont été appliqués à l'extirpation des tumeurs rétrobulbaires et du nerf optique avec conservation du globe.

TECHNIQUE. — Large incision de la conjonctive d'après
le siège de la tumeur (nasale ou temporale); si c'est
nécessaire, on sectionne le droit externe, le droit interne
ou un autre muscle, après avoir passé un fil dans le
muscle pour le suturer ultérieurement.

On récline fortement le bulbe du côté opposé et on libère profondément la tumeur avec le doigt ou la sonde
cannelée. A l'aide d'une aiguille à anévrysmes, on passe
un fil sous le nerf optique et on le noue ; le nerf est alors
sectionné aussi près que possible du trou optique, il est
alors facile de découvrir la tumeur en retournant entièrement le globe. Après avoir sectionné le nerf au ras du
bulbe, on remet le globe en place et on termine par la suture du muscle et de la conjonctive.

Il est clair que la libération profonde d'une tumeur
n'est pas toujours facile par cette méthode. Fort heureusement les tumeurs du nerf optique sont d'ordinaire
des tumeurs bénignes, et les récidives sont peu à craindre.
Par contre, s'il s'agit de sarcomes ou d'endothéliomes, l'extirpation totale est nécessaire.

2° OPÉRATION DE KRONLEIN

L'opération de Krönlein constitue un progrès considérable dans la chirurgie de l'orbite. Elle a le grand
avantage de bien découvrir le champ opératoire, l'espace

rétrobulbaire, et de permettre à l'opérateur de voir ce qu'il fait.

INSTRUMENTATION. — Les instruments employés par Krönlein sont représentés dans la figure 116, les figures 117 à 127, les planches X et XI.

TECHNIQUE. — Les sourcils sont rasés ainsi que les cheveux de toute la région temporale; la tête est maintenue inclinée du côté sain. L'opérateur, placé à la tête du malade ou à son côté, procède à la section des parties molles (fig. 116, ligne recourbée). Cette ligne commence en haut, au niveau où la ligne semi-circulaire du frontal se

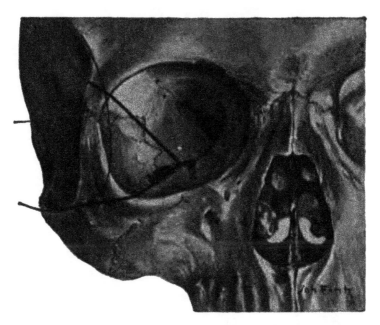

Fig. 116. — Opération de Kronlein. Ligne d'incision recourbée.

coupe avec une ligne horizontale qui passe à un centimètre au-dessus du bord supérieur de l'orbite et décrit une légère courbe convexe le long du bord orbitaire externe jusqu'au niveau du bord supérieur du malaire. La longueur de l'incision chez l'adulte doit être de 6 à 7 centimètres ; chez les enfants de 2 à 7 ans, elle est d'environ

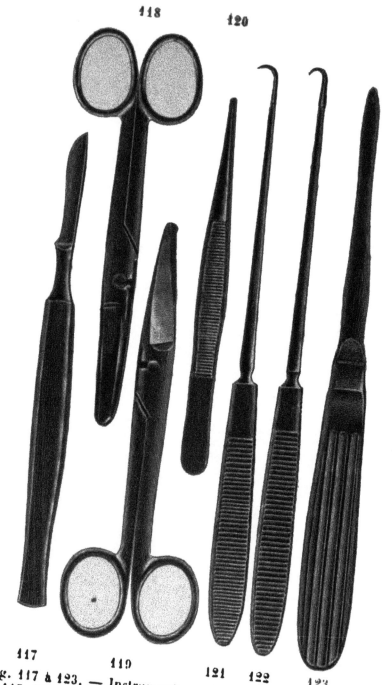

118   120

117   119   121   122   123

Fig. 117 à 123. — Instruments pour l'opération de Krönlein.
Fig. 117. Bistouri. — Fig. 118. Ciseaux courbes de Cooper. —
Fig. 119. Ciseaux droits de Cooper. — Fig. 120. Pince. —
Fig. 121-122. Crochets. — Fig. 123. Rugine.

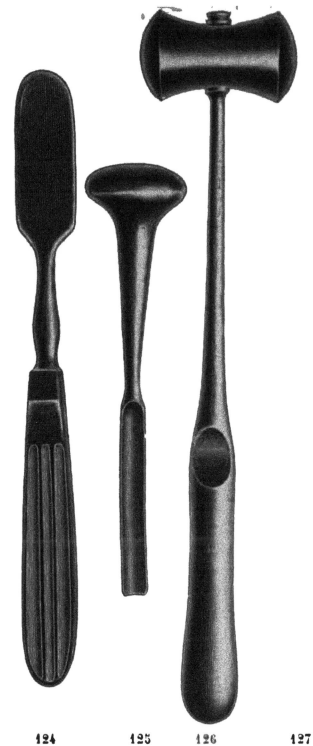

124   125   126   127

Fig. 124 à 127. — Instruments pour l'opération de Krönlein.
Fig. 124. Spatule pour protéger le contenu orbitaire. — Fig. 125.
Gouge. — Fig. 126. Marteau. — Fig. 127. Scie circulaire.

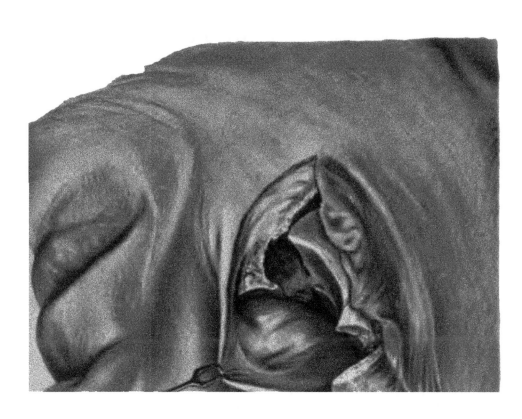

4 centimètres. On ne doit pas trop reporter l'incision du côté temporal, mais plutôt en dedans du rebord orbitaire.

A l'aide d'une rugine légèrement courbe (fig. 123), on décolle le périoste en haut jusqu'à 1 centimètre au-dessus de la suture fronto-malaire, en bas et en dedans jusqu'à la fente sphéno-maxillaire.

On détache alors un volet osseux triangulaire à l'aide du ciseau et du maillet ou de la scie électrique (fig. 127). Il ne faut pas pratiquer une section osseuse trop élevée, qui pourrait entraîner l'ouverture de la cavité crânienne ; le ciseau tranchant a l'avantage de ne pas produire d'esquilles. Il est dirigé à travers la paroi externe vers la fente sphénomaxillaire. La portion osseuse à réséquer présente la forme d'un coin dont la base est formée par le bord orbitaire externe et dont la pointe se termine au niveau de la fissure orbitaire inférieure.

On récline le volet osseux avec la peau et les parties molles, on incise le périoste de l'orbite, on place des écarteurs et on aborde l'espace rétrobulbaire.

Le muscle droit externe peut, si c'est nécessaire, être sectionné près de son insertion tendineuse, après avoir eu soin d'y placer des fils qui servent à le suturer plus tard. On peut se contenter de l'écarter sans le sectionner.

Pendant l'opération, on peut protéger le contenu orbitaire à l'aide d'un instrument comme celui de la fig. 124 ou la plaque d'Axenfeld.

L'opération terminée, on suture les muscles sectionnés, on remet en place le volet osseux et cutané, on suture le périoste, puis les parties molles. On place pendant quelques jours un drain ou une bandelette de gaze iodoformée dans la partie inférieure de la plaie ; il peut être parfois

Planche X. — Opération de Kronlein. Section osseuse.

Planche XI. — Opération de Kronlein. Pénétration dans l'espace rétro-bulbaire.

de la suture fronto-malaire, en bas et en dedans jusqu'à la fente sphéno-maxillaire.

On détache alors un volet osseux triangulaire à l'aide du ciseau et du maillet ou de la scie électrique (fig. 127). Il ne faut pas pratiquer une section osseuse trop élevée qui pourrait entraîner l'ouverture de la cavité crânienne; le ciseau tranchant a l'avantage de ne pas produire d'esquilles. Il est dirigé à travers la paroi externe vers la fente spléno-maxillaire. La portion osseuse à réséquer présente la forme d'un coin dont la base est formée par le bord orbitaire externe et dont la pointe se termine au niveau de la fissure orbitaire inférieure.

On incline le volet osseux avec la peau et les parties molles, on incise le périoste de l'orbite, on place des écarteurs et on aborde l'espace rétrobulbaire.

Le muscle droit externe peut, si c'est nécessaire, être sectionné près de son insertion tendineuse, après faire soin d'y placer des fils qui servent à le remettre plus tard. On peut se contenter de l'écarter sans le sectionner.

Pendant l'opération, on peut protéger le contenu orbitaire à l'aide d'un instrument comme celui de la fig. ou le plaque d'Axenfeld.

L'opération terminée, on suture les muscles sectionnés, remet en place le volet osseux et résiné, on suture le périoste, puis les parties molles. On place pendant quelques jours un drain ou une bandelette de gaze iodoformée dans la partie inférieure de la plaie; il peut être

Planche ?. — Opération de Krönlein. Section osseuse.

Planche 31. — Opération de Krönlein. Pénétration rétro-bulbaire.

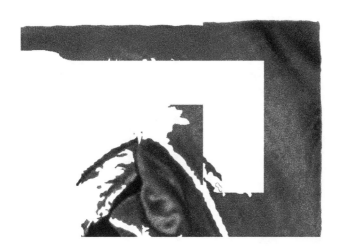

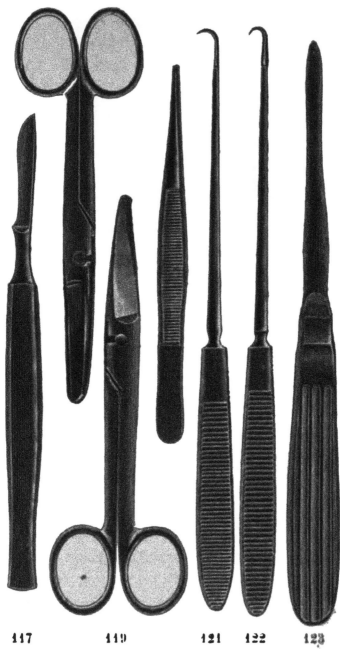

118   120

117   119   121   122   123

Fig. 117 à 123. — Instruments pour l'opération de Krönlein
Fig. 117. Bistouri. — Fig. 118. Ciseaux courbes de Cooper. —
Fig. 119. Ciseaux droits de Cooper. — Fig. 120. Pince. —
Fig. 121-122. Crochets. — Fig. 123. Rugine.

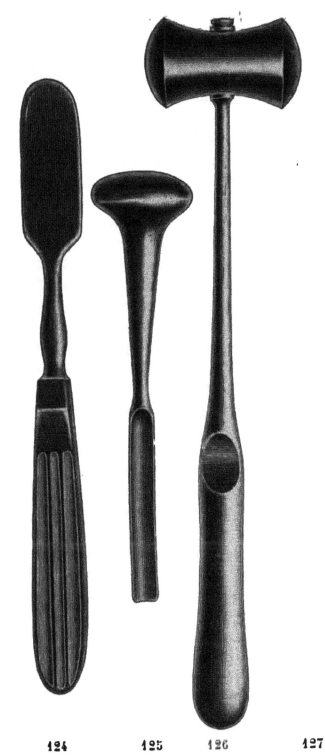

124   125 126   127

Fig. 124 à 127. — Instruments pour l'opération de Krönlein.
Fig. 124. Spatule pour protéger le contenu orbitaire. — Fig. 125.
Gouge. — Fig. 126. Marteau. — Fig. 127. Scie circulaire.

A l'aide d'une rugine légèrement courbe (fig. 125), on décolle le périoste en haut jusqu'à 1 centimètre au-dessus de la suture fronto-malaire, en bas et en dedans jusqu'à la fente sphéno-maxillaire.

On détache alors un volet osseux triangulaire à l'aide du ciseau et du maillet ou de la scie électrique (fig. 127). Il ne faut pas pratiquer une section osseuse trop élevée, qui pourrait entraîner l'ouverture de la cavité crânienne; le ciseau tranchant a l'avantage de ne pas produire d'esquilles. Il est dirigé à travers la paroi externe vers la fente sphénomaxillaire. La portion osseuse à réséquer présente la forme d'un coin dont la base est formée par le bord orbitaire externe et dont la pointe se termine au niveau de la fissure orbitaire inférieure.

On réclina le volet osseux avec la peau et les parties molles, on incise le périoste de l'orbite, on place des écarteurs et on aborde l'espace rétrobulbaire.

Le muscle droit externe peut, si c'est nécessaire, être sectionné près de son insertion tendineuse, après avoir eu soin d'y placer des fils qui servent à le suturer plus tard. On se contente de l'écarter sans le sectionner.

Pendant l'opération, on peut protéger le contenu orbitaire à l'aide d'un instrument comme celui de la fig. 124 ou de plaque d'Horsley.

L'opération terminée, on suture les muscles sectionnés, on remet en place le volet osseux et entend, on suture le périoste, puis les parties molles. On place pendant quelques jours en drain ou une bandelette de gaze iodoformée dans la partie inférieure de la plaie; il peut être parfois

Planche I. — Opération de Kronlein. Section osseuse.

Planche II. — Opération de Kronlein. Pénétration dans l'espace rétro-bulbaire.

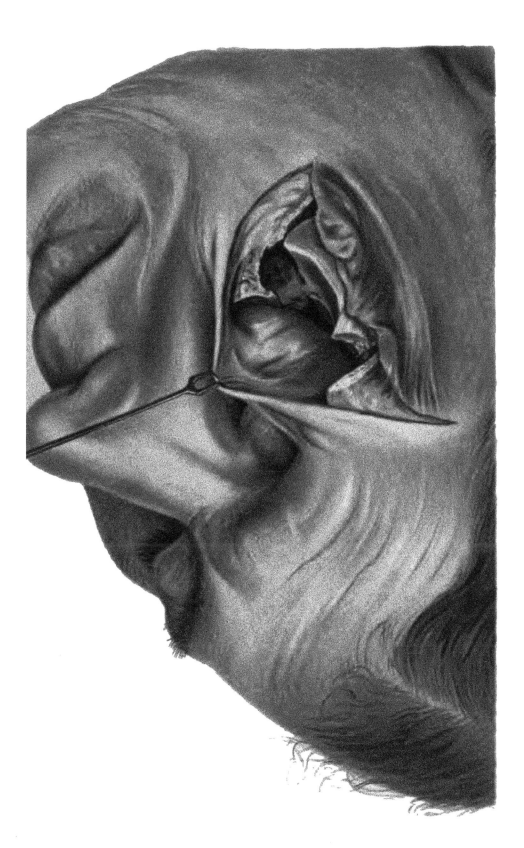

4° Les blessures rétrobulbaires, notamment les corps étrangers de l'orbite ;

5° Les phlegmons de l'orbite ;

6° Les interventions sur le pôle postérieur de l'œil (cysticerque de la région maculaire, ouverture des gaines dans la stase papillaire, opération de Müller pour le décollement de la rétine) ;

7° Comme moyen de diagnostic dans les cas douteux (Franke, Braunschweig, J. Chaillous). L'intervention est inoffensive et, seule dans bien des cas, elle permet le diagnostic d'un processus rétrobulbaire.

3° EXENTÉRATION DE L'ORBITE

Cette opération a pour but d'enlever avec l'œil tout le contenu de l'orbite. En règle générale, on y a recours contre les tumeurs malignes d'origine oculaire ou orbitaire. L'exentération peut faire suite à l'énucléation lorsque l'on constate sur le bulbe enlevé des prolongements (même petits) de la tumeur (gliome, sarcome). L'anesthésie générale est nécessaire.

TECHNIQUE. — *1er Temps.* — On agrandit la fente palpébrale en fendant l'angle externe d'un bon centimètre avec des ciseaux droits et forts (fig. 119). Avec un bistouri qui part de cet angle ainsi découvert, on trace une incision qui suit dans le sac conjonctival le rebord orbitaire jusqu'à l'os.

2e Temps. — On détache alors le périoste de l'orbite avec une rugine (fig. 123) que l'on introduit tout d'abord au niveau de l'angle externe entre l'os et le périoste ; puis dans toute l'étendue de l'orbite, en veillant à ne pas perforer l'os dans les parties amincies, en particulier sur la

---

Planche XII. — Carcinome ayant envahi l'orbite. **Destruction des paupières et du bulbe** dont il ne reste plus qu'un petit moignon.

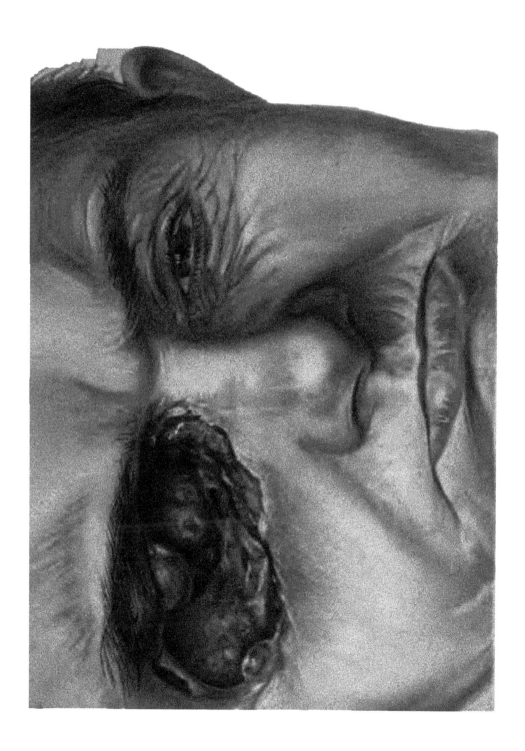

paroi interne de l'orbite (lame papyracée de l'ethmoïde et
unguis). Lorsque la rugine éprouve une grande résistance,
on a recours aux ciseaux.

3ᵉ Temps. — Après avoir libéré circulairement l'enton-
noir orbitaire, tout le contenu est réuni en une masse qui
n'adhère plus que par son sommet constitué par le nerf
optique, les autres nerfs, les vaisseaux, les insertions musculaires et le périoste. On sectionne ce pédicule avec les
ciseaux de Cooper que l'on introduit le long de la paroi
externe de l'orbite.

Soins consécutifs. — L'hémorragie qui suit la section
des gros vaisseaux cède ordinairement à un tamponnement
, par la gaze iodoformée. Si elle est très abondante, on peut
se servir du thermocautère ; une longue bande de gaze
iodoformée est employée pour le tamponnement de la cavité.

Pour assurer le drainage, on laisse une portion de la
gaze entre les paupières.

Czermak recommande de tapisser toute la cavité orbitaire avec une rondelle de gaze iodoformée au milieu
de laquelle est fixé un fil. Cette gaze constitue une sorte
de pochette que l'on remplit de bandelettes de gaze iodoformée, sans trop exagérer la compression.

Lorsqu'on change le pansement, on enlève d'abord le
contenu, puis la pochette elle-même à l'aide du fil qui lui
est fixé.

Après exentération de l'orbite, les paupières sont attirées dans la cavité et il devient impossible de recourir à la
prothèse. Il faut s'efforcer de prévenir la disgracieuse déformation qui résulte de la vacuité de l'orbite, surtout si,
au cours de l'opération, on a dû sacrifier une ou les deux
paupières. Il est d'autant plus indiqué de combler la plaie
que, par ce moyen, on abrège la durée du traitement.

Dans le cas de destruction des deux paupières, comme
dans la planche XII, on a eu recours à une autoplastie par

lambeau pédiculé qui peut, par exemple, être pris au front. La figure 128 montre la malade de la planche XII huit semaines après l'opération.

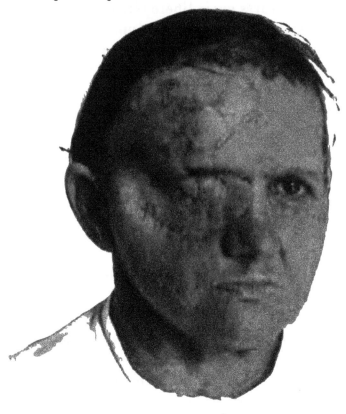

Fig. 128. — Malade de la planche XII. Opération de Krönlein. Cavité orbitaire comblée par un lambeau frontal, la plaie frontale a été traitée par des greffes de Thiersch. Photographie 8 semaines après l'opération.

Toute la cavité a été comblée par un grand lambeau pris sur le front, et la plaie frontale recouverte par des greffes de Thiersch.

Lorsque les paupières sont conservées, on peut hâter la guérison en pratiquant la tarsorraphie. On excise tout le bord ciliaire et on suture en ménageant seulement un passage pour la mèche de gaze iodoformée que l'on remplace, au bout de quelques jours, par un petit drain. On applique ensuite un pansement légèrement compressif. S'il ne se produit pas d'infection, ce procédé peut amener une guérison complète au bout de une à deux semaines.

Les paupières intimement soudées sont attirées dans la cavité, mais ne forment en général qu'une excavation peu profonde.

S'il ne reste qu'une seule paupière, on l'utilise pour recouvrir la cavité, en l'unissant à un lambeau cutané.

On a aussi recommandé de tapisser la cavité osseuse après l'exentération au moyen de greffes de Thiersch.

VI. — OPÉRATIONS SUR LES PAUPIÈRES ET LE SAC CONJONCTIVAL

I. — OPÉRATION DU PTOSIS

La chute de la paupière peut être congénitale (bilatérale le plus souvent), ou acquise. Dans ce dernier cas, elle est causée par une paralysie des nerfs ou par une altération du muscle. Les procédés opératoires diffèrent suivant la cause et le degré du ptosis. Lorsque le releveur a une action nulle et très limitée (il est même parfois absent, ptosis congénital), l'opérateur doit chercher à produire l'élévation de la paupière à l'aide d'un autre muscle, le muscle frontal ou le muscle droit supérieur. On sait que les malades atteints de ptosis utilisent d'eux-mêmes leur muscle frontal pour relever leurs paupières et présentent ces plis du front si caractéristiques. Lorsque le ptosis est considérable, ils rejettent la tête en arrière.

Afin d'apprécier la participation du frontal à l'élévation de la paupière, on applique la main sur le front, les yeux étant fermés ; on recommande alors au malade d'ouvrir les yeux et de regarder un peu en haut.

Il existe un grand nombre de procédés dont le but est de faire appel à la suppléance du frontal par la création de brides cicatricielles entre la paupière et le sourcil ; il existe aussi de nombreux instruments (fig. 129 à 134).

1° **Procédé de Pagenstecher.** — L'opération se pratique au moyen d'un ou de deux fils munis chacun de deux aiguilles. Une des aiguilles est introduite à 1 ou 2 mm. du bord palpébral et chemine parallèlement à lui sous la peau dans une petite étendue ; on dirige alors l'aiguille directement en haut entre la peau et le tarse jusqu'au dessus du sourcil. La deuxième aiguille est introduite au point d'entrée de la première et parallèlement conduite

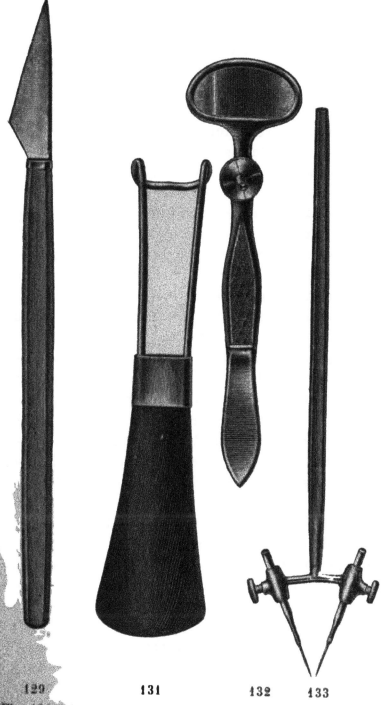

129   131   132   133

Fig. 129 à 134. — Instruments pour les opérations sur les paupières.
Fig. 129. Couteau de Beer. — Fig. 130. Pince de Knapp. —
Fig. 131. Corne de Jäger. — Fig. 132. Pince de Desmarres. —
Fig. 133. Instrument de Wilder. — Fig. 134. Pince de Snellen.

au-dessus du sourcil. On lie alors les deux fils. La suture est, comme on le voit, sous-cutanée ; on peut pratiquer un certain nombre de ces sutures ; les fils sont laissés plus ou moins longtemps. On opère des tractions sur les fils et on les noue à nouveau [tous les deux ou trois jours] pour amener une section des tissus intermédiaires.

[Les résultats immédiats sont excellents, mais le ptosis se reproduit ordinairement plus tard.]

2° **Procédé de Panas**. — Son but est de relier la paupière supérieure au muscle frontal. On dissèque un lambeau cutané de la paupière supérieure de 8 millimètres de large et de 5 à 6 millimètres de haut. Ce lambeau est conduit sous le sourcil grâce à une incision pratiquée au-dessus du sourcil, permettant la création d'un pont ; cette opération a un effet considérable.

[TECHNIQUE. — *1er Temps*. TAILLE DU LAMBEAU PALPÉBRAL. — La plaque métallique étant placée sous la paupière, incision transversale au niveau du pli orbito-palpébral supérieur. De chaque extrémité de l'incision, part une incision divergente s'arrêtant à 2 ou 3 mm. du bord palpébral, circonscrivant un lambeau trapézoïde. Ce lambeau, comprenant la peau et l'orbiculaire, est disséqué avec soin.

2° Temps. INCISION SUS-SOURCILIÈRE. — Le long du bord supérieur du sourcil préalablement rasé, on pratique une incision profonde allant jusqu'au périoste. On saisit alors le sourcil et on réunit les deux incisions en constituant ainsi un véritable pont formé par la totalité de la région du sourcil.

3° Temps. SUTURES. — On fixe par des sutures (2 à 3) le sommet du lambeau palpébral, on fait passer les fils sous

---

Planche XIII. — Fig. 1. — Opération du ptosis par le procédé de Pagenstecher chez une jeune fille atteinte de ptosis congénital.

Fig. 2. — Suture de Gaillard chez un homme âgé présentant un entropion spasmodique.

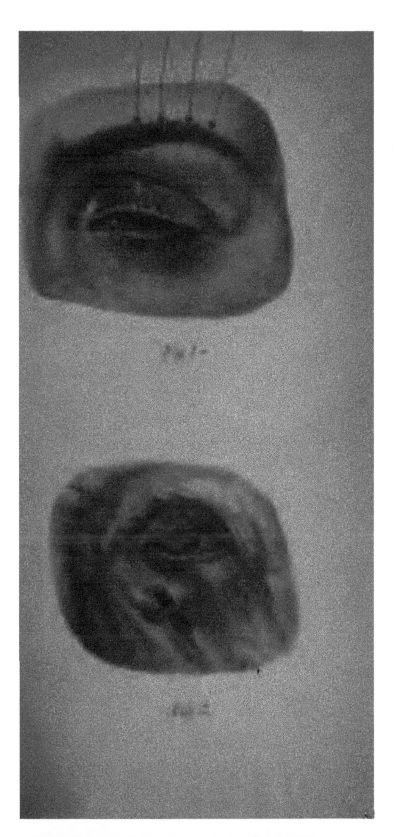

le pont sourcilier et on vient les fixer au niveau de la lèvre supérieure de la plaie sourcilière.]

Le procédé de Panas donne d'excellents résultats ; on n'hésitera pas à y recourir surtout dans les cas de ptosis complet, lorsque l'action du releveur est nulle.

3° **Procédé de de Wecker.** — De Wecker a combiné l'ancienne opération de ptosis de de Graefe (excision d'un lambeau losangique de peau et du muscle orbiculaire de la paupière supérieure) avec la suture de Pagenstecher (figure 1 de la planche XIII). L'excision du muscle orbiculaire dans les opérations de de Graefe, de de Wecker et d'autres a pour but l'affaiblissement de l'antagoniste du releveur.

4° **Procédé de Dransart.** — Dransart a recommandé une opération analogue à celle de Pagenstecher, mais ses sutures se fixent au bord supérieur du tarse ; il place 3 sutures et fait la ligature des fils au-dessus du sourcil.

Sur la paupière, leur trajet horizontal s'effectue à travers la partie supérieure du tarse (dans l'opération de Pagenstecher, c'est à travers la peau du bord palpébral).

En tirant plus ou moins fort sur les fils, on peut plus ou moins doser l'effet.

5° **Procédé de Hess.** — Ce procédé constitue un perfectionnement de celui de Dransart. Le sourcil étant rasé, on pratique une incision à ce niveau à travers la peau et le tissu cellulaire sous-cutané ; on divise le muscle orbiculaire avec le bistouri introduit sous la peau de la paupière ; l'hémorragie est d'ordinaire insignifiante et facile à arrêter. Avec l'aide de 3 fils, on détermine sur la peau de la paupière des plis analogues aux plis normaux ; de ces plis les fils sont conduits sous la peau en haut, comme dans l'opération de Pagenstecher. On les noue et on les laisse 8 à 10 jours. On peut aussi, si c'est nécessaire, les serrer de temps en temps.

La plaie du sourcil est réunie par une suture superficielle.

Le point essentiel de l'opération est de créer une plaie qui, par suite du processus cicatriciel, fixera d'une façon durable les plis artificiels de la paupière supérieure. On peut aussi fixer les fils à la partie supérieure de la plaie, les reliant ainsi avec l'extrémité inférieure du frontal, ce qui produira une augmentation de leur action.

6ᵉ Procédé de Motais. — A la place du muscle frontal, on peut s'adresser au muscle droit supérieur pour obtenir le relèvement de la paupière ; c'est ce que fait l'opération très ingénieuse de Motais. Cette opération convient surtout dans les cas de ptosis où l'action du releveur est presque complètement nulle. Pour bien découvrir le champ opératoire, l'œil est fortement tiré en bas par un crochet simple ou double, en même temps que la paupière est retournée et fortement attirée en haut. A la place du crochet on peut aussi employer une anse de fil. Une incision horizontale de la conjonctive et de la capsule de Ténon met à nu le droit supérieur dont on détache une languette médiane. On fixe cette languette avec un fil muni de deux aiguilles (fig. 135).

Grâce à ce fil on peut amener la languette tendineuse entre le tarse et la peau de la paupière supérieure. Pour cela on pratique avec les ciseaux (fig. 136) une incision de la conjonctive et du tendon du releveur à la partie inférieure de la paupière retournée, c'est-à-dire au bord supérieur du tarse. On crée ainsi une sorte de poche entre le tarse et l'orbiculaire qui pénètre jusqu'à 5 ou 6 millimètres du bord palpébral (fig. 137). C'est par là qu'on fait pénétrer les fils et avec eux la languette tendineuse (fig. 138). Les aiguilles sont introduites entre le tarse et la peau à 4 millimètres l'une de l'autre et les fils sont liés sur la peau de la paupière.

De cette façon le tendon vient s'appuyer sur la partie superficielle du tarse. L'abaissement consécutif de l'œil et la diplopie disparaissent ordinairement de 14 jours à 5 mois au plus après l'opération.

Parmi les modifications de l'opération de Motais, on doit signalér celle de Cannas, qui rattache le tendon du rele-

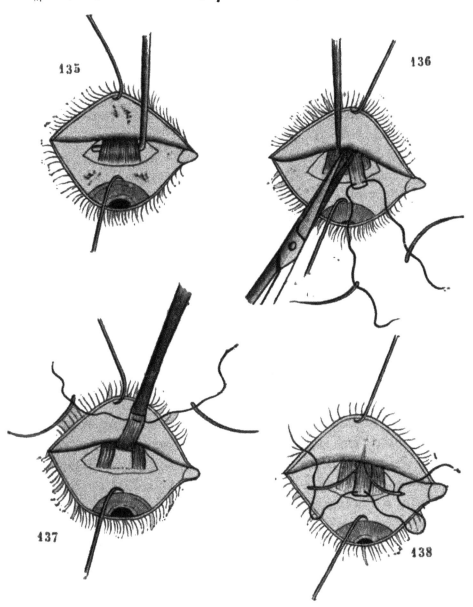

Fig. 135 à 138. — Opération du ptosis, procédé de Motais.

Fig. 135. Le droit supérieur est chargé sur le crochet. — Fig. 136. Taille d'une languette médiane. — Fig 137. Passage des fils dans le muscle. — Fig. 138. Passage des fils dans la paupière supérieure.

veur au muscle droit supérieur. Une incision verticale de haut en bas découvre le tendon du releveur, on le dissèque à 5 ou 6 millimètres du tarse, un fil de catgut est passé à travers le tendon que l'on coupe au-dessus ; le droit supérieur est alors mis à nu et on suture la partie périphérique du releveur avec le droit supérieur.

On peut procéder d'une toute autre façon lorsque le releveur possède encore une certaine action, comme dans les cas moyens de ptosis congénital ou acquis, susceptibles cependant de constituer un état disgracieux et de gêner la vision. Le muscle ou son tendon peuvent être raccourcis ou avancés, procédé qui serait tout à fait insuffisant si l'on s'adressait à un muscle paralysé ou impuissant. Parmi les nombreux procédés de ce genre, nous en citerons quelques-uns.

7° **Procédé de Eversbuch**. — Après anesthésie, on applique sur la paupière la pince de Snellen (fig. 134). On pratique une incision au milieu de la paupière entre le bord palpébral et les sourcils, cette incision est parallèle au bord palpébral et intéresse la peau et l'orbiculaire.

La peau et l'orbiculaire sont disséqués en haut et en bas sur une étendue d'environ 4 millimètres jusqu'à ce que l'insertion du releveur apparaisse nettement. Le tendon du releveur est alors traversé par trois doubles sutures verticales qui amènent son plissement. On introduit alors un fil, muni de deux aiguilles, horizontalement près de son insertion au tarse et au milieu du tendon, de façon à ce que leurs points de pénétration et de sortie soient distants d'environ 2 mm. 5. On fait glisser les deux aiguilles en bas entre le tarse et l'orbiculaire et on les fait sortir à 2 mm. 5 l'une de l'autre près du bord palpébral. On lie les fils sur un petit tampon pour éviter qu'ils ne coupent. Les deux autres sutures latérales du tendon du releveur sont pareillement nouées. La peau est ensuite suturée. Il est indis-

pensable de pratiquer un pansement binoculaire pendant quelques jours.

Eversbuch a ultérieurement modifié son opération pour les cas de ptosis paralytique, en ajoutant à l'avancement du tendon du releveur une résection partielle du muscle orbiculaire.

8° **Procédé de Wolff.** — H. Wolff a publié deux méthodes de raccourcissement ou d'avancement du releveur basées sur des recherches sur les insertions anatomiques du releveur au tarse. Le tendon principal s'attache sur le plan antérieur du tarse, sur une ligne d'insertion parallèle au bord libre. Cette ligne est distante d'environ 5 mm. du bord libre. Le tendon est aussi dense et aussi fort que les autres tendons des muscles oculaires. De la partie supérieure du tendon se détachent de nombreuses fibres conjonctives qui se dirigent en bas et en avant à travers les fibres de l'orbiculaire (Schwalbe) pour prendre insertion à la peau (Merkel).

Au bord tarsal supérieur se rencontre aussi le muscle palpébral supérieur de H. Müller qui, au point de vue anatomique, peut être considéré comme un tendon du releveur.

(Elschnig, se basant sur de nombreuses préparations, critique le mode d'insertion décrit par Wolff.)

Dans sa première méthode, Wolff, après avoir découvert ce tendon à la partie supérieure du tarse, le charge sur deux crochets à strabisme et le raccourcit par une résection, comme dans certaines opérations de strabisme.

Dans sa deuxième méthode, Wolff recherche le muscle par la face conjonctivale de la paupière, en pratiquant une incision horizontale de la conjonctive. La portion moyenne du muscle isolé est également chargée sur deux crochets, on passe des fils de catgut et on résèque comme dans le procédé précédent. Plus tard, Wolff a ajouté une autre modification à cette méthode, en sectionnant un lambeau de peau.

[9° **Procédé d'Angelucci** (1). — Dans ce procédé, on greffe le tendon du releveur sur le muscle frontal.

TECHNIQUE. — 1er *Temps.* — Incision courbe à 2 ou 4 mm. au-dessous du bord inférieur du sourcil.

2e *Temps.* — Découverte du tendon du releveur. Ce muscle, chargé sur un crochet à strabisme, est sectionné à 4 millimètres au dessus du bord supérieur du tarse.

3e *Temps.* — Le tendon est traversé avec deux anses de fil d'avant en arrière et on noue les anses à la face postérieure du tendon. De là on fait passer les 4 aiguilles à 2 ou 3 millimètres qui suivent un trajet profond jusqu'au dessus du sourcil.]

10° **Procédé d'Angelucci modifié (De Lapersonne).** — Après avoir détaché et fixé au moyen de deux fils le tendon du releveur, on fait une incision longitudinale au-dessus du sourcil et on rejoint l'incision palpébrale (comme dans l'opération de Panas) ; sous le pont sourcilier passent les fils que l'on fixe à la lèvre supérieur de l'incision, en serrant plus ou moins, ou en desserrant les fils dans les jours qui suivent l'opération.

11° **Procédé de De Lapersonne.** — Cette méthode a été préconisée sous le nom de méthode « de l'avancement musculaire du releveur ». C'est une greffe véritable du releveur sur la face antérieure du tarse. Pour augmenter l'effet opératoire, on peut réséquer en même temps une portion du tendon et exciser quelques fibres de l'orbiculaire. Bien entendu cette méthode n'est applicable que si le releveur n'a pas entièrement perdu toute motilité, n'est pas complètement paralysé.

[TECHNIQUE. — 1er *Temps.* — Sur la corne métallique in-

---

(1) ANGELUCCI, Nouveau procédé opératoire du ptosis paralytique, *Congrès international*, Paris, 1900.

troduite jusqu'au fond du cul-de-sac conjonctival, faire une incision de la paupière, à 4 ou 5 mm. au-dessus du bord libre. Couper la peau et l'orbiculaire, de façon à mettre à nu le tarse et le tendon du releveur qui s'y attache (fig. 139).

2ᵉ Temps. — Inciser sur les bords du tendon, suivant 2 lignes verticales jusqu'à la conjonctive; glisser un crochet à strabisme sous le tendon.

3ᵉ Temps. — Placer des fils (armés à leurs 2 extrémités).

Le *fil interne* embroche le tendon de dedans en dehors

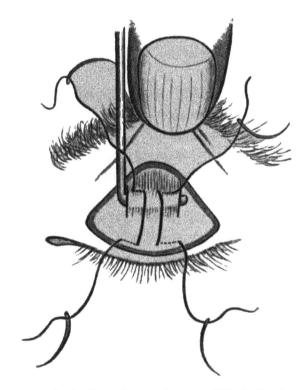

Fig. 139. — Opération du ptosis, procédé de De Lapersonne.

transversalement pendant 2 à 3 mm., puis ressort et est conduit en avant du tendon et du crochet à strabisme.

Le *fil externe* est conduit de la même façon. Le tendon est coupé transversalement, et réséqué, s'il y a lieu. Puis le fil interne, piqué dans le tarse, chemine dans son épaisseur pendant 2 à 3 mm. transversalement de dehors en dedans. Les 2 chefs supérieur et inférieur sont noués.

On fait de même pour le fil externe.

4e *Temps*. — Dans la plupart des cas, il faut aussi exciser un petit lambeau cutané de la paupière, en même temps que quelques fibres de l'orbiculaire.

On termine par des sutures superficielles.

On peut enlever les fils profonds après le 7e ou le 8e jour.

Boucheron excise un lambeau de tarse et d'orbiculaire par la voie conjonctivale, pour éviter une cicatrice de la peau.

Nicati, Heisrath, Gillet de Grandmont ont recommandé des procédés analogues.

12° Procédé de Gillet de Grandmont. — Gillet de Grandmont, après avoir placé la pince de Snellen, incise la peau parallèlement au bord palpébral et à 3 ou 4 mm. Cette incision, longue d'environ 2 cm. 1/2, lui permet de détacher un lambeau semi-lunaire de tarse, le bord inférieur de l'excision est parallèle au bord palpébral et à 2 ou 4 mm. de lui, tandis que le bord supérieur est placé aussi haut que l'exige le relèvement de la paupière. La conjonctive est excisée en même temps que le tarse qui est ensuite réuni par trois sutures de fin catgut. Il n'est pas nécessaire de suturer la peau.

Dans toutes les opérations de ptosis, il faut toujours veiller à ce que l'occlusion des paupières reste possible.

Le choix du procédé varie suivant la forme du ptosis.

En cas de paralysie ou d'absence du releveur, on recherche la suppléance du frontal (procédé de Panas), ou du droit supérieur (procédé de Motais). Si le releveur est seulement affaibli, on se contente de son avancement (procédé de De Lapersonne) ou du raccourcissement du tendon ou du tarse. Il est indiqué de faire une excision de la paupière, lorsqu'elle est allongée et épaissie.

2. — OPÉRATION DE L'ENTROPION ET DU TRICHIASIS

L'entropion spasmodique de la paupière inférieure peut survenir d'une façon temporaire après le pansement occlusif (opérations, cataracte, kératites) chez les sujets âgés. Le blépharophimosis favorise cet entropion.

Sutures de Gaillard. — On le traite par les sutures de Gaillard, si l'emploi de bandes de diachylon fixant à la joue la peau de la paupière inférieure a échoué.

On détermine avec le pouce et l'index de la main gauche un pli horizontal de la peau de la paupière inférieure, et l'on traverse la base du pli avec un fil muni de deux aiguilles, à 3 mm. du bord palpébral.

On conduit l'aiguille sous la peau à environ 1 centimètre 1/2 du bord palpébral. La deuxième aiguille est également placée à 3 mm. près de la première et suit un trajet identique. Le fil est alors lié sur un petit drain ou sur une petite boulette de coton (planche XIII, fig. 2).

On peut faire une seconde suture. Au bout de 2 à 3 jours on enlève les fils. Le pli disparaît plus tard peu à peu, mais la suture a rempli son but, l'irritation que causait le spasme palpébral se trouvant ordinairement guérie.

Si l'entropion se reproduit, on y remédie en raccourcissant la peau par excision d'un lambeau triangulaire au voisinage du bord libre, comprenant la peau et le muscle orbiculaire.

Il est alors préférable de s'adresser à une opération plus complète.

Électrolyse. — Lorsqu'il existe un trichiasis partiel, conséquence d'une cicatrice vicieuse (orgelet, diphtérie, brûlures, opérations, etc.), on détruit les bulbes ciliaires par l'*électrolyse*. On se sert d'une aiguille très fine en rapport avec le pôle négatif d'un appareil à courant continu.

L'intensité du courant employé doit être d'environ 2 milliampères. Le pôle positif est placé au niveau de la tempe ou tenu dans la main du patient ; 5 minutes auparavant on a injecté de la cocaïne pour atténuer la douleur très vive que cause l'introduction de l'aiguille dans le follicule pileux et le passage du courant.

, Au bout de 5 à 10 secondes on voit de petites bulles se former autour, de l'aiguille, le bulbe du cil est détruit et il se laisse retirer en même temps que l'aiguille, sinon une légère traction à la pince suffit pour l'extraire.

Traitement chirurgical. — **Procédé de Spencer Watson**. — Si le trichiasis occupe une notable étendue

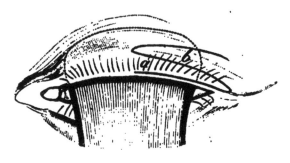

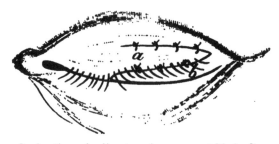

Fig. 140. — Opération de l'entropion, procédé de Spencer Watson.

du bord palpébral dans sa moitié interne ou externe (trichiasis partiel), on s'adresse alors à l'opération de Spencer Watson. C'est une transplantation du sol ciliaire **par** échange de lambeaux (fig. 140). On place la corne **sous la** paupière et on la confie à un aide. On fait une incision sur le bord libre pour mobiliser toute la région ciliaire déviée. Le pouce de la main gauche maintenant la peau de la paupière supérieure légèrement tendue, on pratique une incision avec le couteau de Beer (fig. 129) qui sépare un lambeau portant les cils *a* et un deuxième lambeau *b*. On procède à l'échange des deux lambeaux, afin d'écarter les cils du globe.

Lorsque la déviation des cils s'étend à tout le bord ciliaire (trichiasis total), il faut faire appel à une opération qui porte sur tout le sol ciliaire.

Procédé de Hotz. — Il consiste à rattacher la peau et les cils au fascia tarso-orbitaire et il peut être effectué à la paupière supérieure ou inférieure.

La corne étant ou non mise en place, la paupière supérieure fortement tirée en bas, on pratique une incision transversale sur la paupière. L'incision doit suivre la ligne du bord supérieur du tarse dont le siège est facile à déterminer par le petit sillon cutané qui commence environ à 2 millimètres au-dessus du canthus interne pour gagner le milieu de la paupière et de là rejoindre l'angle externe.

Comme il peut être difficile de suivre cette ligne au bistouri à cause de la mobilité de la peau, on se contente de tirer fortement la paupière en bas et on trace l'incision d'un point situé à 2 mm. au-dessus de l'angle interne jusqu'à un point siégeant à 2 mm. au-dessus de l'angle externe. Aussitôt la peau sectionnée, on relève le bord supérieur de la plaie (fig. 141) et on traverse l'orbiculaire ; la coloration jaune rosée du tarse apparaît. Le bord supérieur du fibro-cartilage est facilement reconnaissable à la coloration gris rougeâtre du tissu orbitaire qui transparaît à travers le fascia orbitaire. On sépare la portion palpébrale de la portion orbitaire de l'orbiculaire et on excise une bandelette d'environ 3 mm. de ce muscle sur toute l'étendue de la paupière. Les sutures sont ensuite placées à 2 mm. du bord palpébral.

L'aide attire en haut le bord supérieur de la plaie, l'opérateur introduit alors l'aiguille à 2 mm. au-dessus du bord supérieur du tarse à travers l'aponévrose, la fait cheminer ainsi en haut et ressortir à environ 2 mm. au-dessus, à travers le fascia tarso-orbitaire. On la fait alors pénétrer dans la peau du bord supérieur de la plaie, en ayant soin de ne comprendre dans la suture aucun faisceau de l'orbiculaire. On place ainsi 3 à 4 sutures.

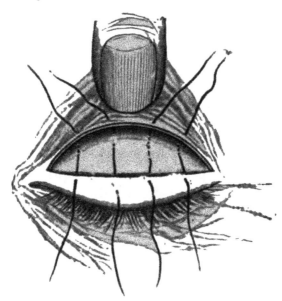

Fig. 141. — Opération de l'entropion, procédé de Hotz.

Le même procédé peut être employé pour la paupière inférieure. On peut aussi quelquefois exciser une étroite bandelette de peau.

Dans les cas très accentués, l'action de ce procédé peut n'être pas suffisante, on peut y joindre par exemple l'incision supplémentaire d'une étroite bandelette de peau horizontalement près du bord palpébral, ou détacher le bord libre dans toute son étendue et intercaler un lambeau pris dans une région dépourvue de poils (pavillon de l'oreille). Cette transplantation réussit habituellement très bien.

On peut aussi combiner à l'opération de Hotz une excision étroite du tarse (parallèle au bord libre).

Deuxième procédé de Hotz. — Hotz a complété son procédé primitif par une excision du tarse. Il y a recours dans les cas où le bord libre, par suite de l'incurvation causée par la rétraction de la conjonctive et de la portion profonde du tarse, vient mettre les cils en contact avec le globe.

Hotz combine son ancienne opération à une excision cunéiforme du tarse au voisinage du bord palpébral.

L'incision inférieure intéresse le tarse au-dessus et tout près de la racine des cils, la deuxième au-dessus d'elle est dirigée obliquement en bas. Les deux incisions se rencontrent à la partie postérieure du tarse, à environ 3 mm. au-dessus du bord du tarse, et permettent d'exciser le lambeau cartilagineux.

3 à 4 points de suture, après hémostase soignée, permettent de réunir le bord inférieur du tarse et le bord supérieur de la plaie cutanée.

Procédé d'Anagnostakis. — Anagnostakis avait proposé une opération analogue (1857). Il faisait son incision à 3 mm. au-dessus et parallèlement au bord libre, il enlevait à la pince et avec les ciseaux les faisceaux musculaires qui recouvraient le 1/3 inférieur du tarse et suturait le bord inférieur de la plaie au bord supérieur du tarse. Il laissait les fils s'éliminer par suppuration ; il en résultait des cicatrices verticales très disgracieuses.

Procédé de Pagenstecher. — L'opérateur recherche avec l'index gauche le bord supérieur du tarse, ce qui est en général facile, le tarse étant plus ou moins épaissi ; on fait une légère incision à 1 mm. 5 au dessus du bord supérieur du tarse pour servir de point de repère et on place la pince à paupière ; on fait alors une section horizontale pénétrant jusqu'au tarse dans sa partie moyenne et n'intéressant que la peau aux deux extrémités.

L'aide abaisse la partie inférieure de la plaie, l'opérateur relève le bord supérieur de l'incision jusqu'à ce qu'il aperçoive le tarse. Il libère alors la moitié supérieure du tarse et le fascia tarso-orbitaire.

Le point le plus délicat est la suture. On introduit une aiguille courbe, armée d'un fil de soie assëz fort, à 1 millimètre environ au-dessus du bord palpébral à travers la peau et le muscle.

L'aide relève autant que possible le bord supérieur de la plaie, l'opérateur saisit fortement avec une pince à griffe, à 2 ou 3 millimètres au-dessus du tarse, le fascia tarso-orbitaire et détermine un pli qui comprend dans sa profondeur le tendon du releveur. On conduit ensuite l'aiguille à travers le bord supérieur du tarse et dans toute l'épaisseur du pli ainsi déterminé et on la fait ressortir par le bord de la plaie supérieure.

On pratique une suture identique de chaque côté et on lie soigneusement les fils, en commençant par le médian.

Pansement binoculaire, repos au lit. Changement de pansement le 3e jour ; du 5e au 6e jour, enlèvement des sutures et du pansement.

D'autres méthodes opératoires s'adressent plus particulièrement au tarse ; l'incision ou l'excision du cartilage permettent son incurvation en avant. Ces procédés s'appliquent surtout à la paupière supérieure.

Procédé de Streatfield. — Ce procédé comporte une excision du cartilage tarse. Après avoir placé la pince de Desmarres (fig. 132), on pratique une incision à 2 ou 3 millimètres au-dessus des cils sur toute la largeur de la paupière jusqu'au tarse, puis une deuxième incision parallèle à la 1re à 3 millimètres au-dessus, se rejoignant à leurs extrémités interne et externe. On prolonge alors les

2 incisions dans le. tarse, en les dirigeant à la rencontre l'une de l'autre.

On constitue ainsi un lambeau prismatique ou cunéiforme que l'on excise au ciseau ou au bistouri avec la peau et le muscle sous-jacent.

Dans ce procédé, on ne fait pas de sutures après l'opération.

Procédé de Snellen. — C'est une modification du procédé de Streatfield. Après application de la pince de Snellen (fig. 134), on pratique à 2 ou 3 millimètres au-dessus des cils une incision sur toute l'étendue de la paupière et on excise avec les ciseaux les faisceaux musculaires sous-jacents. A l'aide de deux incisions obliques pénétrant jusqu'au voisinage de la surface postérieure du tarse, on délimite une bandelette cunéiforme de tarse. Les sutures à l'aide de 3 fils d'argent munis de 2 aiguilles sont placées de la façon suivante : La première aiguille est introduite dans la partie supérieure du tarse, la seconde également à 3 millimètres horizontalement de la première, puis les 2 aiguilles sont introduites sous la peau du bord palpébral immédiatement sous les cils. L'extrémité des fils est liée sur une petite perle de verre. Il est inutile de suturer la peau.

Procédé de Panas (1). — Paupière supérieure. — Il est indiqué dans les cas de trichiasis considérable et rebelle, de trichiasis avec entropion chez les trachomateux.

1er *Temps.* — La corne placée sous la paupière, on trace une incision horizontale à 3 mm. au dessus des cils dans toute l'étendue de la paupière, y compris le tarse.

On met à nu le tarse en haut et en bas, en disséquant l'orbiculaire sans faire d'excision. La dissection doit être poussée en bas jusqu'à la racine des cils.

2e *Temps.* — Si le tarse est normal, on peut le laisser

(1) Panas, *Arch. d'Ophtalmologie*, 1882.

intact ; mais, s'il est incurvé et épaissi, on doit le traverser dans toute son épaisseur jusqu'à la corne (fig. 142).

3ᵉ *Temps*. — Pour faire les sutures, une des aiguilles traverse d'abord l'aponévrose et le tarse à son bord supérieur, l'autre aiguille passe au-dessus du tarse du lambeau inférieur et vient sortir immédiatement en arrière des cils.

La plaie cutanée supérieure n'est pas comprise dans la suture, mais la cicatrisation s'opère cependant bien. On ne coupe pas les fils après la ligature, mais on les ramène

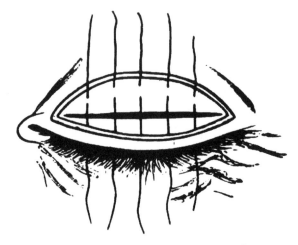

Fig. 142. — Opération de l'entropion. Procédé de Panas.

en un faisceau qui passe au-devant du sourcil et est fixé à la peau du front avec du collodion.

On enlève les sutures au bout de 4 à 5 jours.

PAUPIÈRE INFÉRIEURE. — [L'opération précédente n'est applicable que pour la paupière supérieure. Pour la paupière inférieure, Panas modifie de la façon suivante son procédé :

Deux incisions verticales sont faites en dehors et en dedans, on les relie par une troisième incision horizontale, n'intéressant que la peau, dissection des deux lambeaux. Excision d'une portion de l'orbiculaire, résection d'un lambeau de peau sur le lambeau inférieur suivant le degré de l'entropion. Sutures. Les aiguilles doivent sortir en arrière de la rangée des cils].

Procédé de Pfalz. — Comme ceux de Snellen et de Panas, ce procédé est applicable aux cas difficiles. Une incision transversale au-dessus de la rangée antérieure des cils sur toute la longueur de la paupière, et une deuxième incision parallèle à 3, 5 mm. environ au-dessus de la précédente circonscrivent un lambeau cutané qui est excisé. On excise aussi l'orbiculaire et une portion cunéiforme de tarse mesurant 2,5 mm. à sa base, la conjonctive est également excisée horizontalement au milieu de la plaie, sur une étendue de 6 mm., afin de mobiliser davantage le bord libre. Avec cinq fils, on traverse de haut en bas la peau et le muscle, la partie supérieure du tarse, la partie inférieure du tarse pour ressortir en arrière de la dernière rangée des cils. Ces fils sont également fixés sur le front.

Procédé de Arlt. — L'intervention proposée par Arlt consiste en une incision intermarginale du bord libre, avec excision falciforme d'une petite portion de peau et suture. Cette suture est disposée de façon à amener le lambeau portant les cils loin du bord ciliaire. On laisse bourgeonner la partie inférieure du tarse, ou on la recouvre avec le lambeau de peau enlevé.

Cette opération avait déjà été proposée autrefois par Aetius et Paul d'Egine.

[Procédé de Arlt modifié (De Lapersonne). — Technique. — 1er *Temps.* — Incision intermarginale dédoublant le bord ciliaire.

2e *Temps.* — Incision à 3 mm. des cils, dissection du lambeau qui porte les cils ; on dissèque de même (sans l'exciser) le lambeau supérieur, de façon à mettre à nu le ligament suspenseur.

3e *Temps.* — 5 à 6 sutures viennent rattacher le lambeau portant les cils au ligament suspenseur du tarse.

Il n'est point besoin de recouvrir de greffe la portion de tarse dénudée.

Pratiqué très souvent à l'Hôtel-Dieu, ce procédé appliqué aux cas très accentués donne les meilleurs résultats.]

Excision du sol ciliaire. — Les excisions du sol ciliaire de Flarer ou Stellwag constituent des procédés moins recommandables que les précédents.

3. — BLÉPHAROPHIMOSIS. CANTHOPLASTIE

Le blépharophimosis, caractérisé par le rétrécissement de la fente palpébrale, l'angle externe étant caché sous un repli de la peau (planche XIV, fig. 1), provoque et favorise l'entropion. Une traction sur la région temporale découvre l'angle externe, ce qui distingue cet état de l'ankyloblépharon dû à la soudure des bords palpébraux. Le blépharophimosis résulte du raccourcissement de la peau de l'angle externe.

Les conjonctivites chroniques, le larmoiement entraînent des excoriations et consécutivement une atrophie cicatricielle de la peau. Le blépharospasme et la sénilité favorisent ce processus.

Canthoplastie. — On y remédie par une section de l'angle externe. Les paupières étant bien écartées l'une de l'autre, on sectionne horizontalement d'un coup de ciseaux l'angle externe. On suture ensuite la conjonctive à la peau. Une première suture est disposée horizontalement, deux autres en haut et en bas ; elles comprennent la conjonctive et la peau. Pansement pendant quelques jours (Pl. XIV, fig. 2).

La simple section de l'angle externe sans sutures (*can-*

Planche XIV. — Fig. 1. — Blépharophimosis chez un homme âgé, pli vertical de la peau devant l'angle externe.

Fig. 2. — Canthoplastie. Elargissement de l'angle externe.

thoplastie provisoire) peut être employée quelquefois, pour éviter la pression des paupières sur la cornée, dans la conjonctivite purulente des nouveau-nés, ainsi que dans l'énucléation d'un globe volumineux, ou dans l'exentération de l'orbite.

4. — TARSORRAPHIE

La tarsorraphie est l'opération inverse de la précédente ; elle a pour but le raccourcissement de la fente palpébrale. Elle est indiquée dans l'*ectropion* et la *logophtalmie* ; dans le premier cas pour maintenir la paupière inférieure relevée ; dans le second pour protéger le globe oculaire. On peut aussi l'employer dans l'*exophtalmie* consécutive au goître exophtalmique.

[La tarsorraphie peut être totale et dans ce cas elle comporte l'avivement total de la lèvre meibomienne des paupières depuis l'angle externe jusqu'au voisinage des points lacrymaux. D'ordinaire on se contente d'une *tarsorraphie* partielle.]

On pratique plus fréquemment cette opération à l'angle externe qu'à l'angle interne. L'ancienne méthode de de Graefe (avivement de l'angle externe et suture après ablation du sol ciliaire) (fig. 143) a été modifiée par Fuchs (fig. 144).

Procédé de Fuchs. — Cet auteur partage la paupière en deux feuillets par une incision intermarginale. Une courte incision verticale détermine la formation d'un petit lambeau que l'on met en contact avec la paupière supérieure avivée. Un fil armé de deux aiguilles est passé à travers la paupière supérieure au voisinage de son bord libre (fig. 144). Les fils sont ensuite introduits dans le lambeau inférieur et noués sur un petit tampon. La base du lambeau est ainsi amenée contre le tarse de la paupière supérieure et assure une union plus intime que dans l'opération de de Graefe.

Procédé de Arlt. — Dans la tarsorraphie nasale, on détache, avec la pince et les ciseaux, une bande de tissu en forme de V sur les deux bords palpébraux ; on réunit ensuite par des sutures verticales.

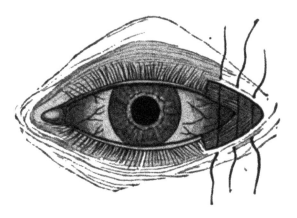

Fig. 143. — Tarsorraphie de de Graefe.

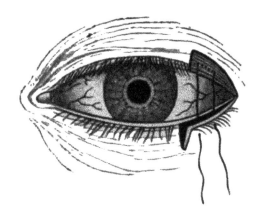

Fig. 144. — Tarsorraphie de Fuchs.

[Procédé de Panas. — Panas a recommandé la tarsorraphie partielle médiane. Dans ce cas, l'avivement est limité à la partie moyenne de la lèvre meibomienne des paupières sur une étendue de 5 à 6 millimètres.]

5. — *OPÉRATION DE L'ECTROPION*

Contre l'*ectropion spasmodique*, on peut employer les sutures de Snellen.

Sutures de Snellen. — Les sutures de Snellen, analogues aux sutures de Gaillard contre l'entropion, ont pour but de raccourcir la face interne de la paupière. On se sert d'un fil à 2 aiguilles : chaque aiguille est introduite au point le plus élevé de la paupière ectropionnée, à 3 mm. de l'autre, elles cheminent ensuite entre la conjonctive et le tarse pour traverser la peau au voisinage du rebord orbitaire, le fil est lié sur un petit drain. Ce procédé ne peut assurer la guérison définitive des cas. complexes d'ectropion (sénile ou paralytique).

Dans l'*ectropion paralytique* de la paupière inférieure, il vaut mieux recourir à la tarsorraphie. Pour les cas anciens ou très marqués d'ectropion, on doit s'adresser au procédé de Szymanowsky.

Procédé de Szymanowsky. — Ce procédé consiste dans l'excision d'un triangle cutané superficiel dont l'angle obtus siège au niveau du canthus, tandis que l'hypothénuse est tracée verticalement, à quelque distance de l'angle des paupières. Dans le cas de la planche XV (ectropion ancien par paralysie faciale), la pointe du triangle fut placée un peu en dedans du point lacrymal inférieur. La première incision, d'une étendue de 1 cent. 1/2, fut dirigée vers l'extrémité interne du sourcil ; de là partait une deuxième incision, verticale vers le bas, de 2 cent. 1/2 ; la troisième rejoignait le point de départ. Après excision du triangle cutané, la première incision fut allongée de un demi-centimètre contre les cils. Le résultat peut être très marqué, comme le montre la fig. 2 (six mois après la guérison) (Planche XV).

Procédé de Kuhnt. — On peut aussi traiter l'ectro-

Tab 1.5.

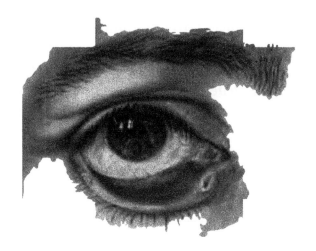

Fig. 1.

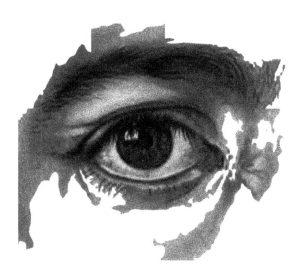

pion sénile de la paupière inférieure (et quelques cas d'ectropion paralytique) par le procédé de Kuhnt (Planche XVI). On excise un triangle comprenant le tarse et la conjonctive dont la base répond au bord palpébral ; la peau peut aussi être comprise dans l'excision. Mais l'excision de la peau peut entraîner la production d'un colobome, par action des fibres musculaires sectionnées transversalement. Antyllus avait autrefois proposé une opération analogue.

L'opération de Kuhnt peut être pratiquée avec l'anesthésie locale (injection de cocaïne-adrénaline dans la paupière). On peut se servir de la pince de Knapp ou de deux pinces qui circonscrivent l'espace triangulaire à détacher ; plus simplement encore on saisit la paupière entre le pouce et l'index de la main gauche. La largeur de la base du triangle doit varier suivant le degré de raccour-

---

Planche XV. — Fig. 1. — Ectropion par paralysie faciale. La malade, femme de 52 ans, présentait un ectropion avec larmoiement intense.

Fig. 2. — Même œil, six mois après la tarsorrhaphie médiane et l'opération de Szymanowsky.

Planche XVI. — Ectropion sénile chez une femme de 61 ans, avec cataracte.

Planche XVII. — Fig. 1. — Opération de l'ectropion par le procédé de Kuhnt chez la même malade.

Fig. 2. — Le même œil, 3 mois après l'opération et 1 mois après l'opération de cataracte sans iridectomie, légère cataracte secondaire.

Planche XVIII. — Fig. 1. — Ectropion sénile chez un homme de 73 ans. Larmoiement depuis 2 ans malgré la perméabilité des voies lacrymales. La conjonctive de la paupière inférieure est très enflammée et très rouge.

Fig. 2. — Même œil traité par le procédé de Kuhnt modifié par Müller.

Fig. 3. — Même œil 3 semaines plus tard.

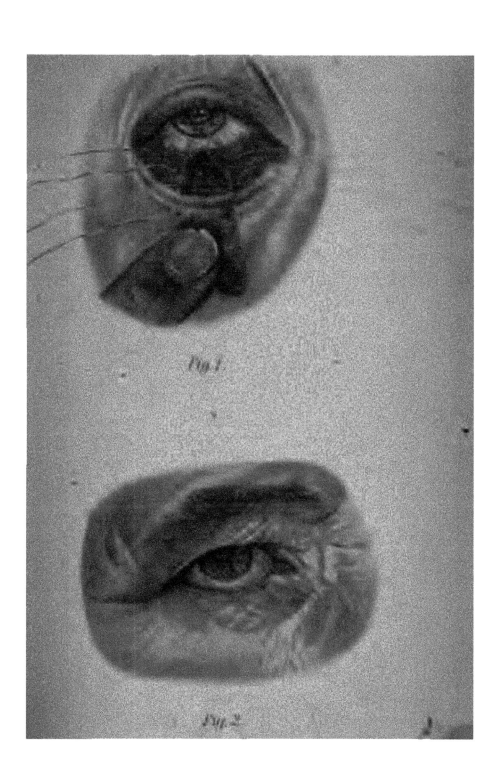

Fig. 1.

Fig. 2.

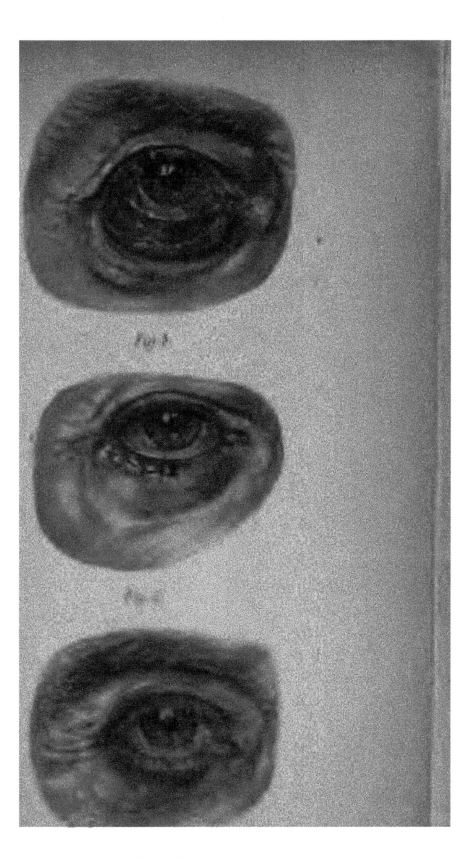

cissement que l'on veut produire sur la paupière. On introduit une large pique à iridectomie entre la peau et le tarse au niveau du bord libre, avec des ciseaux droits, introduits au niveau des angles de la plaie ; on pratique une section en V du tarse et de la conjonctive (planche XVII, fig. 1).

Les sutures se placent comme il est indiqué sur la planche ; la suture antérieure doit être particulièrement bien fixée à la peau. La suture détermine la formation d'un pli vertical qui disparaît généralement au bout de quelques semaines (planche XVII, fig. 2), sinon on peut en pratiquer l'excision 2 à 3 semaines après.

Procédé de Müller. — L'opération de L. Müller permet d'éviter ce plissement de la peau au milieu de la paupière.

La pique est introduite du côté temporal ou nasal de la paupière et l'on pratique une section intermarginale, double environ de celle de Kuhnt. On applique les sutures, de manière à remplacer le large plissement par une série de plis plus petits (planche XVIII) dont la disparition est rapide.

Procédé de Dimmer. — Dimmer a imaginé une nouvelle modification de l'opération de Kuhnt, combinaison de cette opération avec celle de Dieffenbach.

Elle consiste en une excision triangulaire, au milieu de la paupière, comprenant le tarse et la conjonctive, jointe à une excision d'un triangle cutané à l'extrémité temporale. La peau est attirée de ce côté, et, par suite, il ne se produit pas de plissement au milieu de la paupière.

Le traitement de l'*ectropion cicatriciel* est très difficile dans la plupart des cas.

On ne doit pas entreprendre l'opération avant cicatrisation complète ; le rétrécissement cicatriciel consécutif étant susceptible de compromettre le succès opératoire.

Parfois la simple section sous-cutanée d'une adhérence cicatricielle peut amener un bon résultat. Dans les cica-

trices'par brûlures, plaies, nécrose, et carie du rebord
orbitaire, il est indispensable d'exciser la cicatrice très
profondément, de mobiliser la paupière et de recouvrir de
peau la portion excisée, à l'aide d'un lambeau pédiculé, ou
de greffes de Thiersch.

6. — ABLATION DES TUMEURS DES PAUPIÈRES

Extirpation du chalazion. — [Cette intervention peut
se faire par la peau (méthode de choix) ou par la conjonctive, lorsque le développement du chalazion prédomine
de ce côté.

Voie cutanée. — Anesthésie locale (cocaïne-stovaïne).
Application de la pince de Desmarres pour prévenir l'hémorragie au cours de l'opération. Incision parallèle au
bord libre de un centimètre d'étendue environ (suivant le
volume de la tumeur). Dissection de la tumeur et extirpation aussi complète que possible avec la pince et les ciseaux. Emploi de la petite curette tranchante si le contenu
du chalazion est ramolli. Il est absolument inutile de
faire des sutures de la plaie cutanée.]

Dans les tumeurs malignes des paupières, il est
indiqué de pratiquer le plus vite possible une extirpation large que l'on fait suivre d'une opération autoplas-
tique.

[**Radiothérapie.** — Les rayons X peuvent être employés
contre les tumeurs malignes des paupières, en particulier
lorsqu'une récidive hâtive et étendue contre-indique l'intervention sanglante. On peut aussi recourir à la radiothérapie comme méthode complémentaire de l'acte opératoire. L'action curative des rayons X dans certains cas
est indéniable. Toutefois, il est probable que la nature
histologique du néoplasme est susceptible de jouer un
grand rôle dans la curabilité. Les premiers succès, qui

légitiment de plus grandes espérances, ont pu néanmoins déterminer une série d'accidents, évitables par le choix d'une technique mieux réglée. C'est cette technique que le professeur De Lapersonne vient de formuler tout récemment(1). Avant tout, il faut protéger l'œil d'une façon efficace, garantir le visage du malade par un masque de plomb présentant une fente au niveau de la région palpébrale; après cocaïnisation, on doit placer une large plaque de plomb dans le cul-de-sac conjonctival pour isoler complètement le globe pendant toute la séance. Il ne faut jamais dépasser 8 à 10 Holzknecht, et mettre un intervalle d'une quinzaine de jours entre chaque séance.]

7. — BLÉPHAROPLASTIE

Dans toute opération de ce genre, on doit avant tout respecter le plus possible le bord palpébral et les zones voisines. La *tarsorraphie* temporaire constitue le plus souvent le premier temps opératoire après libération de la paupière cicatricielle.

Les lambeaux, avec ou sans pédicule, se rétractent au minimum du tiers de leur étendue. Il y a lieu de tenir compte, dans les phénomènes de rétraction, de la *rétraction primitive* qui est le fait du lambeau transplanté et de la *rétraction secondaire* qui dépend du tissu sur lequel on l'a placé. Si c'est, en effet, du tissu cicatriciel, il continue à se rétracter longtemps encore après l'opération, entraînant avec lui le lambeau qui finit par disparaître presque complètement. D'où l'extrême importance d'exciser avec soin tout tissu cicatriciel, en particulier lorsque l'on emploie les greffes de Thiersch.

On s'adresse à l'*hétéroplastie*, si la peau au voisinage des

---

(1) De Lapersonne, *Presse médicale,* janvier 1905.

paupières est cicatricielle, car les lambeaux à pédicule doivent être pris sur une peau saine, sous peine de compromettre la vitalité du lambeau. Le lambeau ne doit être ni trop tiraillé, ni trop tendu, il ne doit pas non plus être trop mince et la peau doit être doublée d'une couche de tissu sous-cutané qui favorise la nutrition dans

---

Planche XIX. — Fig. 1. — Ectropion cicatriciel consécutif à une carie du rebord orbitaire (ayant débuté à l'âge de 5 ans). Le malade est actuellement âgé de 52 ans. La cornée est opacifiée et vascularisée ; l'œil amblyope présente du strabisme divergent. 15 février 1902, tarsorraphie ; 23 février, greffes de Thiersch, prises à la face interne du bras.

Fig. 2. — Le même œil, six mois plus tard. L'œil se ferme d'une façon suffisante. Le malade, revu au bout d'un an, était dans le même état.

Planche XX. – Fig. 1. — Ectropion cicatriciel chez un jeune homme de 19 ans, à la suite d'une brûlure par projection de plomb fondu. Première opération : libération de la paupière, excision de la cicatrice. La paupière supérieure est fixée à la joue par des points de suture. Quatre jours après, greffes de Thiersch.

Fig. 2. — Aspect de la plaie avant la greffe.

Planche XXI. — Le même œil, après guérison. Lorsque les paupières sont fermées, la fente palpébrale reste ouverte de deux millimètres environ du côté temporal.

Planche XXII. — Ectropion cicatriciel consécutif à une brûlure, étendue à tout le côté droit de la face par jet de vapeur, les brûlures avaient été traitées par la méthode de Reverdin avec petites greffes. Première opération : tarsorraphie, greffes de Thiersch. Brûlure datant de trois ans, rétraction cicatricielle achevée ; la peau des paupières n'existait presque plus. Après une série de cinq opérations suivie de transplantations on obtint le résultat figuré planche XXIII, résultat qui s'est conservé depuis. Ce cas ne pouvait permettre l'emploi des lambeaux pédiculés à moins de recourir à la *méthode italienne*.

Planche XXIII. — Le même œil trois mois après la dernière opération.

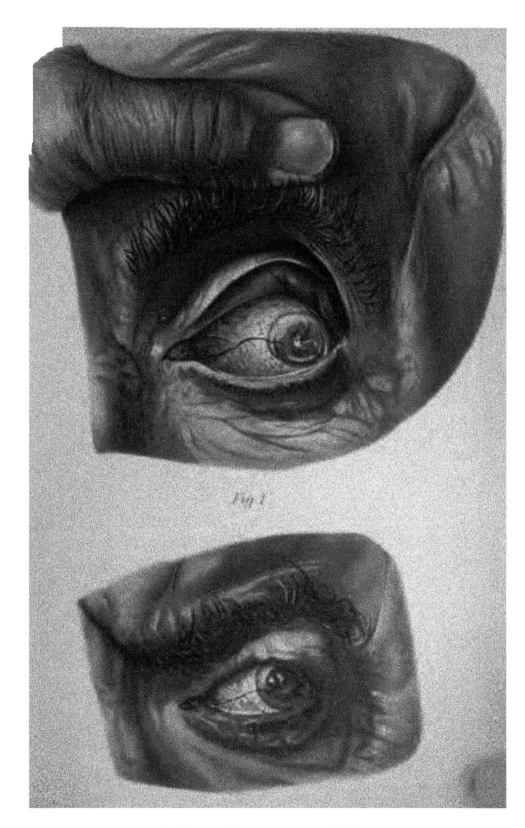

Fig. 1

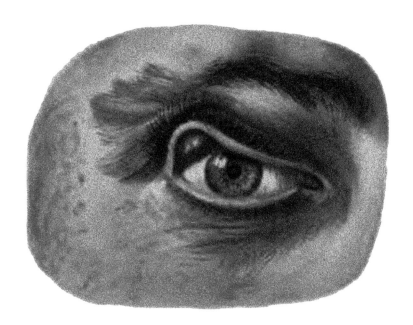

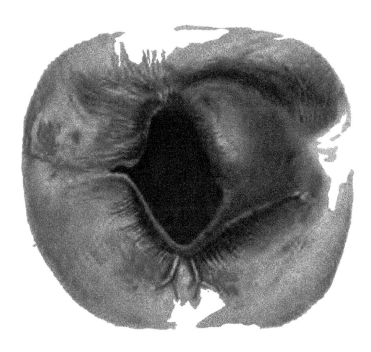

Fig. 3.

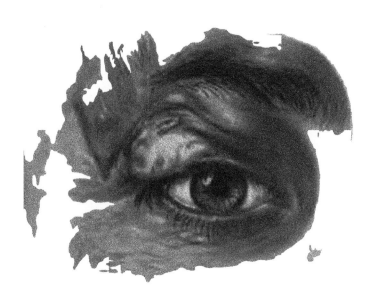

doivent être pris sur une peau saine, sous peine de
compromettre la vitalité du lambeau. Le lambeau ne
doit être ni trop tiraillé, ni trop tendu, il ne doit pas non
plus être trop mince et la peau doit être doublée d'une
couche de tissu sous-cutané qui favorise la nutrition dans

Planche XIX. — Fig. 1. — Ectropion cicatriciel consécutif à une carie du rebord orbitaire (ayant débuté à l'âge de 3 ans). Le malade est actuellement âgé de 52 ans. La cornée est opacifiée et vascularisée ; l'œil amblyope présente un strabisme divergent. 15 février 1882, tarsorraphie ; 22 février, greffes de Thiersch, prises à la face interne du bras.

Fig. 2. — Le même œil, six mois plus tard. L'œil se ferme d'une façon suffisante. Le malade, revu au bout d'un an, était dans le même état.

Planche XX. — Fig. 1. — Ectropion cicatriciel chez un jeune homme de 19 ans, à la suite d'une brûlure par projection de plomb fondu. Première opération : libération de la paupière, excision de la cicatrice. La paupière supérieure est fixée à la joue par des points de suture. Quatre jours après, greffes de Thiersch.

Fig. 2. — Aspect de la plaie avant la greffe.

Planche XXI. — Le même œil, après guérison. Lorsque les paupières sont fermées, la fente palpébrale reste ouverte de deux millimètres environ du côté temporal.

Planche XXII. — Ectropion cicatriciel consécutif à une brûlure étendue sur le côté droit de la face par jet de vapeur, les brûlures ont été traitées par la méthode de Reverdin avec peu de profit. Première opération : tarsorraphie, greffes de Thiersch, au bout de trois ans, rétraction cicatricielle achevée ; la paupière inférieure n'existait presque plus. Après une série de vingt opérations suivies de transplantations on obtint le résultat figuré par la XXIII, résultat qui s'est conservé depuis. Ce cas ne pouvait guère mettre l'emploi des lambeaux pédiculés à moins de recourir à la méthode italienne.

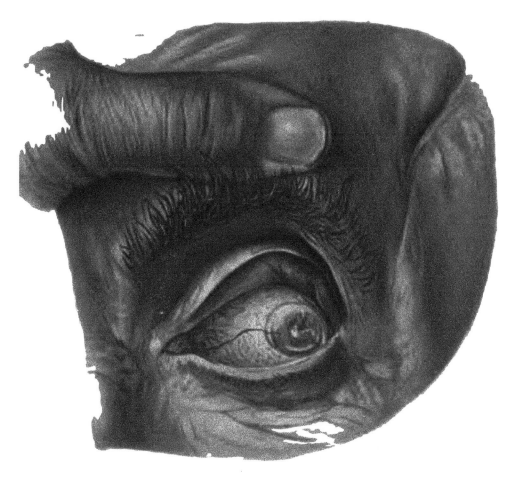

Fig. 1.

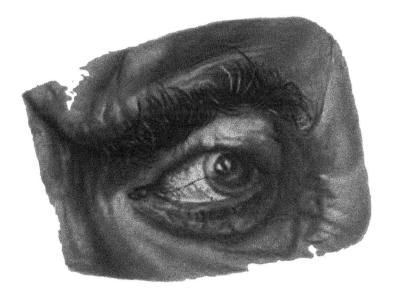

mostase est parfaite. Dans le procédé de Fricke, comme
dans celui de Dieffenbach, on suture les lèvres de la plaie
due à l'ablation du lambeau. On a soin de disséquer et de
libérer la peau voisine (fig. 145). Si la plaie n'est pas entièrement recouverte, on peut encore recourir aux greffes
de Thiersch.

Procédé de Dieffenbach. — Ce procédé est employé
pour combler une perte de substance triangulaire siégeant
au niveau de la paupière inférieure. Le lambeau est prélevé
du côté externe. La ligne pointillée de la figure 146 indique

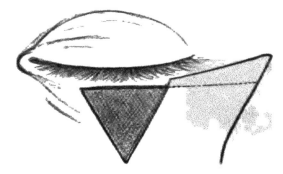

Fig. 146. — Blépharoplastie. Procédé de Dieffenbach.

la limite supérieure de l'incision, telle que la recommandait Dieffenbach. Il est préférable de tailler un lambeau
plus grand à cause de la rétraction cicatricielle. Plus est
étendue la portion de paupière à recouvrir, plus doit être
élevée la limite supérieure du lambeau. On doit, comme
dans la méthode précédente, disséquer, avec la peau, une
partie du tissu cellulaire et faire soigneusement l'hémostase.

Dans ces autoplasties à pédicule, il faut éviter de contu-
sionner le lambeau, en serrant trop le pansement, ou en le
changeant. On peut appliquer directement sur la plaie et
au-devant des paupières une légère couche de gaze iodoformée qui absorbe facilement les sécrétions. Le premier
ansement doit être laissé en place pendant trois ou quatre

jours. Pour assurer le repos complet du malade, il est souvent bon de placer les premiers jours un pansement binoculaire. On se sert, pour décoller le pansement, d'eau salée stérilisée ou de sublimé à 1/5000. Au bout de cinq ou six jours, on peut enlever les points de suture.

Greffe cutanée. — L'emploi de la greffe cutanée, méthodes de Reverdin ou de Thiersch, a facilité grandement le traitement opératoire de l'ectropion cicatriciel et de la blépharoplastie. Sans doute la blépharoplastie à pédicule reste le procédé de choix, mais cependant l'hétéroplastie peut rendre de réels services lorsque la première est inapplicable. C'est, en particulier, lorsque l'état cicatriciel de toute la peau au voisinage de l'œil rend impossible la taille d'un bon lambeau pédiculé. On s'adresse aussi aux greffes de Thiersch lorsqu'il est indiqué d'éviter, pour des raisons esthétiques, des cicatrices périoculaires. Toutefois, cette méthode s'accompagne souvent de froncements disgracieux, et il n'est pas rare d'assister à la résorption totale des greffes ; [elles subissent peu à peu une résorption moléculaire profonde qui, au bout d'un an ou deux, les réduit au simple chorion et à la couche épidermique (Panas)]. Cette conséquence fâcheuse n'est pas toujours le fait de la peau transplantée, mais de ce que l'excision du tissu cicatriciel sous-cutané n'a pas été suffisante. La greffe peut se faire immédiatement, dès que l'hémostase est établie, ou dans les jours qui suivent.

TECHNIQUE. — Sur la peau du bras ou de la cuisse, bien nettoyée au préalable, on découpe, avec un rasoir ou un couteau plan concave, des lambeaux de peau aussi minces et aussi grands que possible. Pour bien tailler ces lambeaux, il faut que la peau soit tendue avec soin par un aide. On doit humecter la peau et le couteau avec la solution salée stérilisée, pour éviter l'adhérence du lambeau au couteau.

trémités sur la plaie avec une aiguille, en étalant le reste avec le couteau. En procédant ainsi, on évite l'erreur d'appliquer la face épidermique du lambeau sur la plaie. Les lambeaux minces sont les plus avantageux, parce qu'ils s'enroulent moins facilement et sont plus faciles à mettre en place. [Il y a avantage à employer les languettes de Thiersch de 4 à 6 centimètres de long et de 1 à 2 centimètres de large, plutôt que de petits lambeaux en mosaïque.] L'emploi de nombreux petits lambeaux peut entraîner un résultat très disgracieux, comme on peut s'en assurer par l'examen des planches XXII et XXIII.

L'hétéroplastie a encore l'avantage de pouvoir être répétée, ce qui ne peut se faire avec les lambeaux à pédicule. On peut arriver, en usant de patience sans doute, à obtenir, par ce moyen, des résultats satisfaisants et durables. La planche XIX (fig. 1) en est un exemple ; il s'agissait d'un ectropion cicatriciel considérable, consécutif à une perte du rebord orbitaire. Après avoir libéré la paupière, il ne restait qu'une mince bandelette, représentée par le bord palpébral. La figure 2 de la même planche montre le résultat obtenu par l'hétéroplastie. La fig. 1 de la planche XX représente un ectropion consécutif à une brûlure par du plomb fondu, traitée par les greffes de Thiersch. Le résultat est représenté planche XXI.

La planche XXIV donne également le résultat obtenu par autoplastie et greffes de Thiersch dans un cas d'ectropion cicatriciel.

Méthode italienne — [Cette méthode a été recom-

Planche XXIV. — Fig. 1 — Ectropion cicatriciel après morsure de chien. Après une première opération, empruntant un lambeau pris de l'angle interne, on complète par les greffes de Thiersch.
Fig. 2. — Le même œil une année après.

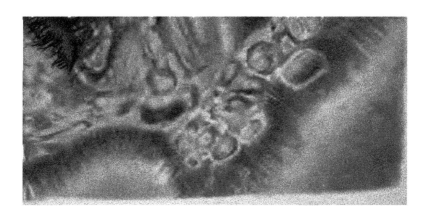

mandée, dans ces dernières années, par le Pr Berger (1),
et a été exécutée à l'Hôtel-Dieu de Paris par Panas et le
P^r De Lapersonne. Pour éviter des souffrances, parfois fort
pénibles, il faut avoir soin d'habituer le malade à l'appareil spécial d'immobilisation qu'il devra porter pendant le
traitement. L'appareil est destiné à bien fixer le bras au-

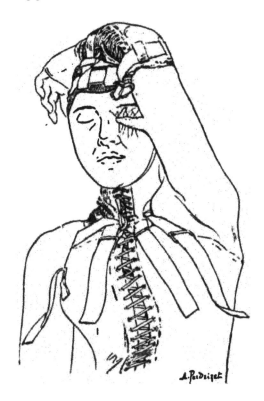

Fig. 147. — Méthode italienne.

près de l'œil du malade et à empêcher tout mouvement. Il
ne faut pas sectionner le pédicule, autant que possible
avant 10 ou 15 jours (fig. 147).

« Ce mode de blépharoplastie (2) sera de plus en plus

(1) BERGER, *Congrès français de Chirurgie*, octobre 1899.
(2) DE LAPERSONNE, Blépharoplastic par la méthode italienne
modifiée. Jubilé de Hirschberg, 1905.

l'opération de choix lorsque l'état cicatriciel des tissus ne permettra pas de prendre un lambeau pédiculé dans le voisinage des paupières » (De Lapersonne).]

Avant de parler de la restauration totale des paupières, après destruction complète de la peau et de la conjonctive, il nous faut examiner rapidement la conduite à tenir en présence des cicatrices de la face interne des paupières qui conduisent au *symblépharon*.

8. — *SYMBLÉPHARON ET OPÉRATIONS PLASTIQUES SUR LA CONJONCTIVE*

Le *symblépharon* résulte ordinairement de plaies ou de brûlures (Pl. XXV et XXVI) portant à la fois sur les paupières et le bulbe ; plus rarement il fait suite au pemphigus ou au trachome. Lorsque le symblépharon est étendu, le traitement opératoire est bien difficile et donne des résultats peu satisfaisants [On distingue deux variétés de

---

Planche XXV. — Fig. 1. — Symblépharon et ankyloblépharon à la suite d'une brûlure par de la fonte en fusion.
Destruction de la plus grande partie de la conjonctive palpébrale et bulbaire. A la suite de perforation de la cornée, l'œil dut être énucléé.
Fig. 2. — Brûlure récente de la partie inférieure du cul-de-sac conjonctival par fer rouge.

Planche XXVI. — Fig. 1 et 2. — Symblépharon consécutif à cet accident.

Planche XXVII. — Epithélioma dont le point de départ a probablement été l'angle interne (à gauche, on note l'existence d'une petite tumeur de même nature à ce niveau). Extirpation de la petite tumeur de l'œil gauche et de la tumeur du côté droit. Le bulbe est intact en arrière de la tumeur, la paupière inférieure est entièrement détruite. Greffes de Thiersch.

Planche XXVIII. — Etat du malade un mois après.

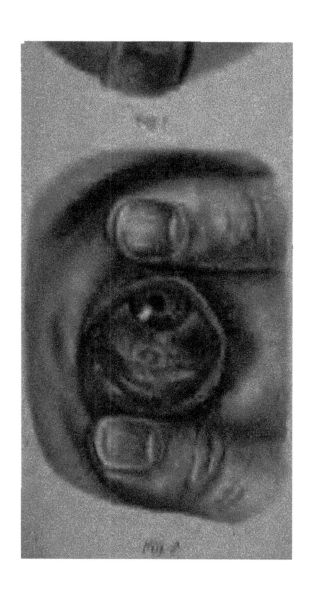

Fig. 2

Tab 28

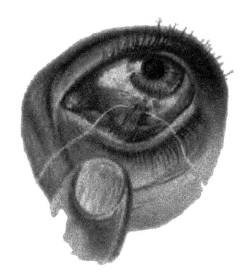

Fig 1.

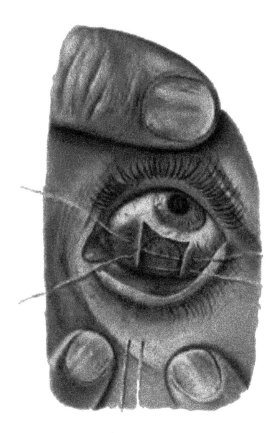

sym blépharon : *antérieur*, lorsque les adhérences de la conjonctive palpébrale ne s'étendent pas jusqu'aux culs-de-sac ; *postérieur* si le cul-de-sac est intéressé.]

Lorsqu'il n'existe que de faibles adhérences, on emploie le procédé de Arlt par attraction (planche XXVI). Il existait, dans ce cas, un large symblépharon, consécutif à une brûlure par du fer en fusion. La simple section de l'adhérence ne donne aucun résultat. Il faut recouvrir la plaie palpébrale et bulbaire avec la conjonctive. Comme le montre la figure 1 de la planche XXVI, il faut commencer par passer un fil armé de deux aiguilles à travers l'adhérence. Après section de ce pli de la conjonctive, les deux aiguilles sont enfoncées dans le fond du cul-de-sac conjonctival inférieur, à 3 ou 4 millimètres l'une de l'autre ; elles viennent ressortir sur la peau à la base de la paupière inférieure et les deux chefs du fil sont noués sur un petit rouleau de ouate ou de gaze stérilisée. On libère la conjonctive à l'aide de deux incisions parallèles au bord cornéen et on réunit la plaie conjonctivale par deux points de suture horizontaux.

Lorsqu'il existe des adhérences étendues des paupières avec le globe, le point capital consiste à séparer soigneusement les paupières du bulbe et à recouvrir la plaie avec la peau de la face interne du bras (mince et dépourvue de poils). Le but poursuivi est de créer une cavité susceptible de recevoir un œil artificiel, car, dans beaucoup de ces cas, la vision est perdue. Les petits fragments de peau donnent encore de meilleurs résultats que les essais nombreux et pour la plupart malheureux de transplantation de muqueuse buccale, vaginale ou de conjonctive de lapin, etc.

La difficulté de cette greffe est indéniable ; la greffe cutanée, en effet, réussit d'autant mieux qu'elle repose sur une surface rigide. Aussi Hotz et May ont-ils employé : le premier une lamelle de plomb, le second une lamelle de verre pour soutenir le lambeau greffé.

Procédé de Hotz. — La lamelle de plomb de Hotz a l'avantage, lorsqu'elle s'adapte exactement au champ opératoire, de maintenir le lambeau greffé exactement appliqué sur la plaie. On découpe dans une feuille de plomb, de 5 mm. d'épaisseur, un morceau de forme semi-lunaire, auquel on donne la courbure nécessaire. Au niveau de la portion qui doit effleurer le bord palpébral, on perce quelques trous pour faire passer des fils lorsque le lambeau transplanté est bien en place. Il n'est pas nécessaire de fixer le lambeau lui-même avec des sutures.

Procédé de May. — Après avoir séparé les paupières du bulbe et obtenu l'hémostase, on introduit des greffes de Thiersch dans le nouveau cul-de-sac ainsi formé : on les recouvre d'une lamelle de verre et on suture ensuite les paupières. Au bout de cinq jours, on enlève les fils palpébraux en laissant en place, pour quelques jours encore, la capsule de verre. Ce procédé convient surtout dans le cas où la cornée est leucomateuse. Avec cette méthode, comme dans la précédente, il faut, pour obtenir un bon résultat, répéter l'opération à plusieurs reprises.

Dans le cas de reconstitution totale de la paupière (des-

Planche XXIX. — Le même malade que celui de la planche XXVII opéré d'une récidive du carcinome. Le 26 janvier 1903, nouvelle récidive de la grosseur d'une noisette dans l'angle interne, opération le 3 février, extirpation complète de la tumeur, application d'un grand lambeau à base nasale, sutures. Le lambeau est légèrement sectionné à son extrémité pour restaurer les paupières supérieure et inférieure dans leur moitié nasale. On suture dans la partie inférieure du lambeau frontal un petit lambeau temporal, pour protéger inférieurement la cornée. La plaie du front, dont l'étendue est diminuée autant que possible par des sutures, est recouverte par des greffes de Thiersch prises au bras. La planche montre l'œil au mois de mars ; le bord inférieur de la cornée n'est pas recouvert et présente un petit ulcère marginal. Sortie du patient le 18 mars. Au mois d'avril, on recouvre avec un petit lambeau pédiculé la partie inférieure de la cornée. Aucune récidive locale, mais le malade a dû être opéré, en septembre 1903, pour une adénopathie néoplasique de l'angle de la mâchoire.

rétion **par traumatisme ou gangrène), les difficultés** s... ..
...ore **plus grandes, attendu qu'on est obligé** de reta... ...
a face **cutanée et la face conjonctivale des paupières.** La
chirurgie du *symblépharon* **est souvent bien décevant**e.

Si l'on **a à sa disposition des restes** de paupières.
on peut, **comme l'a fait Landolt, les faire concourir à la**
restauration **palpébrale, par exemple disséquer la** paupière **en deux plans : cutanéo-musculaire et tarso-conjonc-**
tival. On sectionne alors le plan cutanéo-musculaire suivant une ligne courbe répondant au rebord orbitaire et
on l'attire en bas, de façon à ce que son bord supérieur
corresponde au bord inférieur du plan tarso-conjonctival.
On dédouble ensuite en deux plans ce qui reste de la paupière inférieure et on introduit, entre les deux, le plan cutanéo-musculaire de la paupière supérieure, après l'avoir
avivé. On suture soigneusement et ultérieurement on peut
pratiquer une nouvelle fente palpébrale dans la membrane que l'on a ainsi constituée au-devant de l'œil.

[On peut encore s'adresser dans le traitement du sym
blépharon à la greffe par lambeaux pédiculés. Le lambeau
est taillé aux dépens de la tempe ou de la joue, il est ensuite insinué à travers une boutonnière pratiquée dans le
sillon orbito-palpébral. Ce procédé a donné souvent de
bons résultats (Panas, De Lapersonne.)]

Pour aboutir au résultat voul.. dans toutes ces opéra
tions autoplastiques, qu'elles portent sur les paupières
ou sur la conjonctive, il est souvent nécessaire de faire
toute une série d'opérations. Le malade représenté
pl. **XXVII, XXVIII et XXIX** f... ... un exemple des mul
tiples interventions nécessaires.

VII. — OPÉRATIONS SUR LA CONJONCTIVE

Parmi les plus fréquentes, il faut citer celles qui ont trait au traitement chirurgical du trachome; comme dans toute opération conjonctivale, il faut ménager, autant que possible, cette membrane.

OPÉRATION DU TRACHOME

Traitement chirurgical des granulations. — Le traitement comprend : 1º L'*excision* de la conjonctive (Galezowski, Heisrath, etc.). Elle est indiquée lorsqu'il n'existe pour ainsi dire plus de conjonctive saine. Elschnig recommande de placer 5 à 8 aiguilles munies de fil de soie sous la conjonctive et de détacher au bistouri tout le territoire circonscrit. Après l'excision, on tire les fils et on les noue.

2º *La destruction* au thermocautère.

3º *Les scarifications, curettages, brossages.*

[*Brossage des granulations*. — Voici la technique du brossage qui constitue le traitement de choix lorsqu'il existe des granulations volumineuses infiltrant la conjonctive des culs de sac.

Cette opération est très douloureuse et exige l'anesthésie chloroformique.

Le malade endormi, on saisit avec une pince la paupière supérieure, en l'enroulant de manière à bien mettre à nu la conjonctive du cul de sac. On pratique alors une série de scarifications parallèles, puis, avec une brosse à crins durs, trempée dans une solution de sublimé à 2/1000, on brosse avec énergie la surface conjonctivale scarifiée. La paupière inférieure est traitée de la même façon.]

4º L'*expression* des granulations. Cette opération peut être associée à la scarification, ce qui n'est pas nécessaire,

par traumatisme ou gangrène), les difficultés sont
plus grandes, attendu qu'on est obligé de rétablir
cutanée et la face conjonctivale des paupières. La
e du *symblépharon* est souvent bien décevante.
Si l'on a à sa disposition des restes de paupières,
on peut, comme l'a fait Landolt, les faire concourir à la
restauration palpébrale, par exemple disséquer la paupière en deux plans : cutanéo-musculaire et tarso-conjonctival. On sectionne alors le plan cutanéo-musculaire suivant une ligne courbe répondant au rebord orbitaire et on l'attire en bas, de façon à ce que son bord supérieur corresponde au bord inférieur du plan tarso-conjonctival. On dédouble ensuite en deux plans ce qui reste de la paupière inférieure et on introduit, entre les deux, le plan cutanéo-musculaire de la paupière supérieure, après l'avoir avivé. On suture soigneusement et ultérieurement on peut pratiquer une nouvelle fente palpébrale dans la membrane que l'on a ainsi constituée au-devant de l'œil.

[On peut encore s'adresser dans le traitement du symblépharon à la greffe par lambeaux pédiculés. Le lambeau est taillé aux dépens de la tempe ou de la joue, il est ensuite insinué à travers une boutonnière pratiquée dans le sillon orbito-palpébral. Ce procédé a donné souvent de bons résultats (Panas, De Lapersonne).]

Pour aboutir au résultat voulu dans toutes ces opérations autoplastiques, qu'elles portent sur les paupières ou sur la conjonctive, il est souvent nécessaire de faire toute une série d'opérations. Le malade représenté pl. XXVII, XXVIII et XXIX fournit un exemple des multiples interventions nécessaires.

les instruments ayant une force suffisante pour extraire le tissu granuleux. Parmi les instruments récents, signalons la pince de Prince (fig. 105), la pince à rouleau de Knapp (fig. 148), la pince modifiée de Rust (fig. 149), la pince étau de Dohnberg (fig. 150) analogue à l'instrument de Graddy, celle de Schröder (fig. 151 et 152). Il faut avoir grand soin de conserver ces instruments en bon état et de les préserver de la rouille ; après usage, on doit les nettoyer minutieusement.

L'emploi des pinces étau ou à rouleau exige une cocaïnisation prolongée et l'instillation d'adrénaline. On fait agir ces instruments jusqu'à destruction complète des granulations. Les angles palpébraux, et, si c'est nécessaire, la caroncule, seront l'objet d'une attention particulière.

Lorsque la conjonctive du tarse présente des granulations, on peut placer une des branches de l'instrument au-dessus de la paupière et l'autre au-dessous. Dans ces manœuvres, on fera bien de se préserver avec de larges lunettes protectrices. On a signalé fréquemment, en Russie, des cas de contagion du trachome chez des médecins.

Il n'est pas besoin d'appliquer de pansement après l'opération.

VIII. — OPÉRATIONS SUR L'APPAREIL LACRYMAL

1. — ÉVERSION DU POINT LACRYMAL

L'*éversion simple du point lacrymal* inférieur avec conservation de la perméabilité est susceptible d'entraîner du larmoiement et peut devenir le point de départ d'un ectropion. La situation anormale du point lacrymal produit de l'épiphora. Le malade, en s'essuyant, a tendance à porter la paupière inférieure en dehors et en bas. Comme il s'agit ordinairement d'un vieillard, dont la peau est peu élastique, il se produit de l'ectropion ; ce dernier est entretenu par le raccourcissement de la peau, amené par l'humidité constante et les altérations cutanées. Ainsi se constitue un véritable cercle vicieux qui peut faire dériver l'ectropion d'une simple éversion du point lacrymal inférieur.

On doit donc remédier le plus vite possible à cette éversion, préparée déjà par une certaine atonie de la paupière. On recommande, d'une part, au patient d'essuyer son œil de bas en haut et de dehors en dedans, et d'autre part on pratique le débridement du point lacrymal inférieur.

2. — DÉBRIDEMENT DU POINT LACRYMAL

La plaie produite par le débridement doit plonger dans le lac lacrymal, par conséquent, doit être dirigée en arrière. Après avoir dilaté le point lacrymal avec le stylet conique (fig. 153, 154 et 157), on introduit une branche d'un petit ciseau mousse dans le canalicule lacrymal inférieur ; le tranchant de cette branche est tourné vers la paroi postérieure du canalicule, le dos de l'autre branche regardant le globe. On exécute alors la section. Lorsque la paupière est en place, la plaie doit être dirigée vers la partie infé-

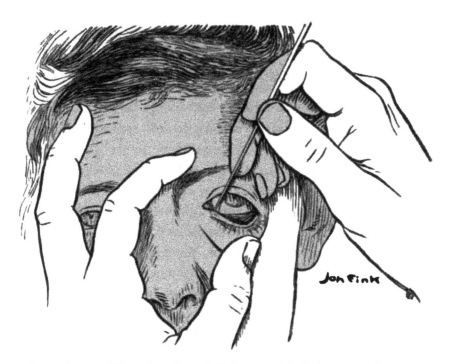

Fig. 153. — Dilatation du point lacrymal inférieur, 1er temps.

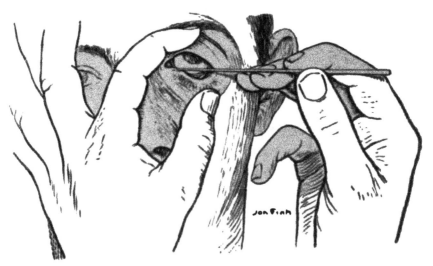

Fig. 154. — Dilatation du point lacrymal inférieur, 2e temps.

rieure de la caroncule. [Le débridement se fait encore plus simplement avec le couteau de Weber (fig. 158 et 159)].

Les lèvres de la plaie peuvent se souder à nouveau. Pour la maintenir ouverte, on doit la maintenir béante pendant les jours qui suivent, en y introduisant une sonde. Mieux encore, après l'incision, on peut enlever une languette du tissu, de façon à transformer la plaie en véritable gouttière.

Dans le traitement de la *sténose lacrymale*, on ne doit intervenir chirurgicalement [le cathétérisme devant être considéré comme un véritable acte opératoire] que si les méthodes de douceur ont échoué. Ces méthodes comprennent les injections médicamenteuses modificatrices et le traitement nasal. En aucune façon, le premier acte opératoire ne doit être de recourir à la sonde.

3. — LAVAGES DU SAC

Le lavage du sac lacrymal et du canal nasal, indiqué déjà comme méthode préparatoire pour de plus grandes opérations, se fait au moyen d'une seringue munie d'une fine canule (fig. 156). Les seringues de verre sont préférables. Pour faire pénétrer facilement la canule dans le canalicule lacrymal inférieur, on a soin de le dilater avec précaution, avec le stylet conique. [Chez les sujets pusillanimes, on fait, au préalable, de généreuses instillations de cocaïne]. La disposition anatomique du canalicule nous montre que le stylet conique doit être introduit tout d'abord verticalement (fig. 153), sur une étendue de 1 à 2 mm., puis dirigé horizontalement (fig. 154). Puis on lui fait exécuter quelques légers mouvements de vrille autour de son axe.

On introduit rapidement et de la même façon la seringue chargée de liquide et on pousse lentement le pis-

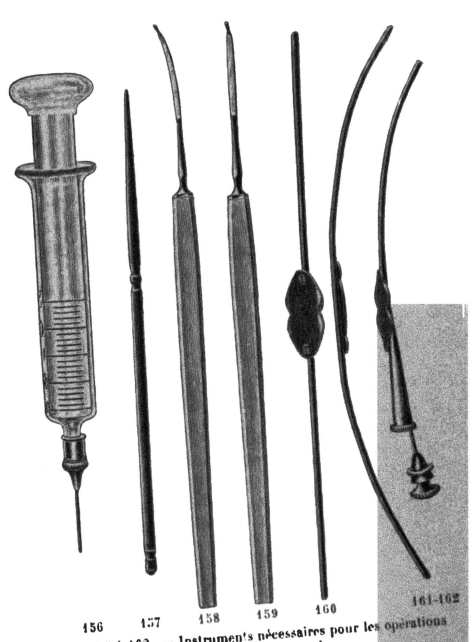

156 157 158 159 160 161-162

Fig. 155 à 162. — Instruments nécessaires pour les opérations sur l'appareil lacrymal.

Fig. 155. Écarteur de Müller. — Fig. 156. Seringue d'Anel. — Fig. 157. Stylet conique. — Fig. 158-159. Couteaux de Weber. — Fig. 160-161. Sonde de Bowman. — Fig. 162. Sonde creuse de de Wecker.

ton (fig. 163). La tête doit être légèrement inclinée en avant, pour que le liquide puisse sortir par le nez.

Cette intervention, simple en apparence, expose cependant l'opérateur inexpérimenté à produire avec le stylet conique ou la canule une fausse route, dont la conséquence est l'introduction dans les tissus du liquide injecté ; avec le sublimé, il se produit une inflammation intense, prolongée et très douloureuse.

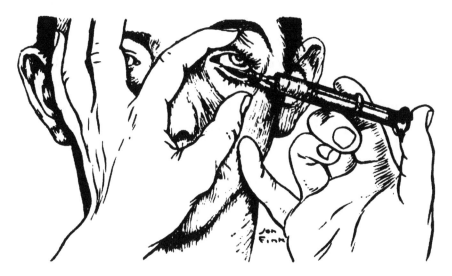

Fig. 163. — Injection dans les voies lacrymales.

On peut employer, pour la première injection, la solution salée physiologique. Parmi les solutions médicamenteuses à recommander, nous citerons : le sublimé de 1/5000 à 1/1000 ; le protargol de 5 à 10/100 ; le nitrate d'argent et le sulfate de zinc 1/100. [Cette solution à 1/100 causant le plus souvent une sensation de cuisson désagréable, il est préférable de se contenter de la solution de sulfate de zinc à 1/300]. Une mention toute spéciale doit être réservée à l'adrénaline, médicament qui provoque par lui-même une sorte de dilatation du canal, favorisant le passage des solutions médicamenteuses ainsi que des sondes.

Chez les personnes sensibles, une injection de cocaïne rend la médication moins désagréable.

4. — *CATHÉTÉRISME DES VOIES LACRYMALES*

Le cathétérisme ne doit être pratiqué que par une main exercée, et être conduit avec beaucoup de méthode et d'attention. On peut s'adresser au canalicule lacrymal supérieur, moins tiraillé par la sonde que l'inférieur ou à ce dernier. Après cocaïnisation préalable et dilatation au stylet conique, on sectionne légèrement le point lacrymal avec le couteau de Weber, droit ou courbe (fig. 158 et 159). On ne fait le cathétérisme qu'un jour après l'incision [ou même immédiatement après]. Les sondes employées ne doivent pas être trop fines, de préférence les sondes de Bowman n° 3 ou 4 (fig. 160 et 161). Le cathétérisme est facilité par l'injection préalable de cocaïne (2 à 5/100), d'adrénaline, ou d'un mélange des deux.

Pour introduire la sonde dans le canalicule lacrymal supérieur et dans le sac, on doit tirer en haut la paupière supérieure, ce qui redresse et déplace le canalicule. On introduit la sonde et on la redresse verticalement lorsque son extrémité est en contact avec la paroi osseuse du sac lacrymal (fig. 164). L'introduction de la sonde dans le canal nasal doit être entourée de beaucoup de précautions, car c'est à ce niveau que se rencontrent souvent les rétrécissements. Pendant ce temps opératoire, le pouce de la main gauche doit attirer fortement en haut la peau de la région du sac, et le reste de la main maintenir la tête bien immobile (fig. 165). Pour cathétériser le canal lacrymal du côté droit (fig. 166), on se place de préférence en arrière du patient [ou on se sert de la main gauche].

La sonde a pénétré dans le canal nasal ; il faut alors la pousser avec un soin extrême, en faisant des mouvements de va-et-vient pour déplisser les plis de la mu-

queuse. Lorsqu'on est arrêté, il ne faut jamais user de
violence. On laisse la sonde en place pendant une demi-
heure environ et on essaie de l'introduire plus profondé-

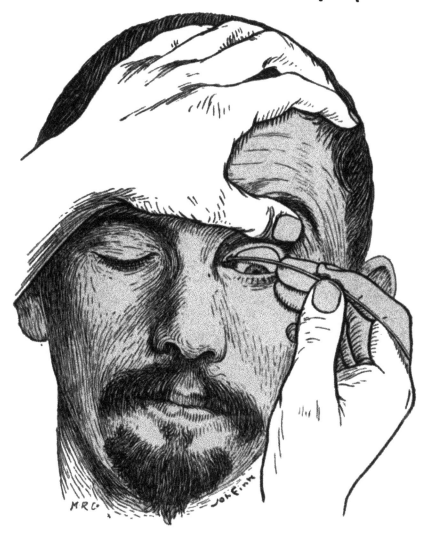

Fig. 164. — Cathétérisme du canal nasal. Entrée dans le sac.

ment deux ou trois jours après, ce qui réussit souvent.
On a l'impression que la sonde est bien en place lorsque
son extrémité vient se placer à l'extrémité interne du
sourcil.

On fixe la tête du patient de la main gauche et on retire la sonde après un séjour d'une demi-heure [en pratique, le séjour pendant 10 à 15 minutes est amplement suffi-

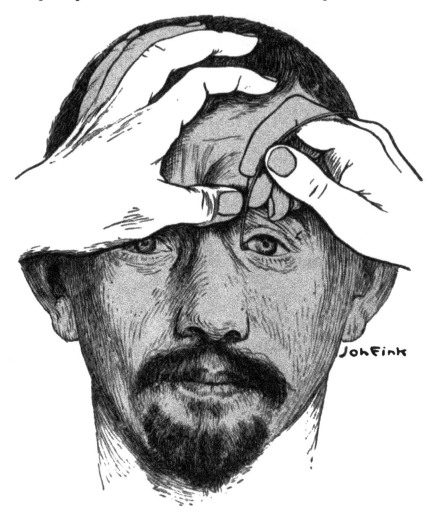

Fig. 165. — Cathétérisme du canal nasal. Pénétration dans le canal nasal.

sant. L'introduction de la sonde dans le canalicule lacry- mal inférieur est tout à fait analogue ; il faut seulement veiller à ne pas perdre contact avec la paroi interne du sac en redressant la sonde.] Si l'on juge à propos de prati-

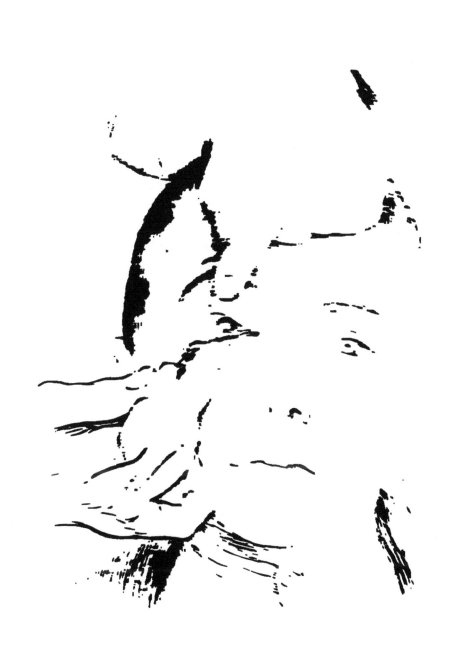

quer une injection modificatrice dans le sac ou le canal
nasal, on peut employer la sonde creuse de de Wecker.
Le mandrin retiré, on pratique l'injection. En retirant avec
lenteur la sonde creuse, on irrigue le canal et le sac avec la
solution médicamenteuse appropriée. Chaque cathétérisme peut être suivi d'un lavage analogue.

5. — EXTIRPATION DU SAC LACRYMAL

L'extirpation du sac lacrymal constitue une opération
excellente qui donne habituellement une guérison complète et une cicatrice insignifiante. Elle est indiquée dans
les cas de rétrécissements infranchissables avec accumula-
tion de sécrétions dans le sac exposant l'œil à tous les dangers de la kératite purulente. Elle est bien supérieure à
l'ancienne destruction du sac par les caustiques après incision antérieure (Petit), ou latérale par ouverture des
deux canaux lacrymaux et du sac ainsi qu'au curettage et
à la cautérisation par l'incision de Petit. Anciennement
recommandée par Berlin, l'extirpation du sac a été peu à
peu acceptée par la majorité des chirurgiens. Il sera utile,
si c'est possible, de faire quelques jours avant l'opération
des injections de protargol dans le sac et d'en réaliser en
quelque sorte l'antisepsie préparatoire.

Lorsqu'on ne soupçonne pas de fortes adhérences du
sac (conséquence des inflammations antérieures ou de violents cathétérismes), on peut opérer avec anesthésie locale
(eucaïne-cocaïne-adrénaline). On obtient ainsi une hémorragie presque insignifiante et l'opération en est de beaucoup facilitée. Lorsqu'on emploie l'anesthésie générale,
surtout l'éther, l'hémorragie peut devenir très abondante
et extrêmement gênante, surtout chez les personnes de
forte corpulence. On doit, de temps en temps, éponger la
plaie avec des tampons imbibés de cocaïne-adrénaline et
en attendre l'effet. Chez les sujets peu sanguins et maigres,

l'opération peut être tout à fait simple, surtout s'il s'agit d'un sac quelque peu ectasié et épaissi. Pour obtenir l'anesthésie locale, on injecte une partie de la solution anesthésique dans le sac et le reste autour du sac sous la peau et dans la profondeur. Après 10 minutes d'attente, on peut entreprendre l'opération sans douleur notable ; elle peut même être tout à fait indolore.

Comme il s'agit d'une plaie très profonde, il est indispensable d'être bien éclairé (lumière électrique, miroir frontal). C'est pour la même raison qu'il vaut mieux pratiquer une incision de la peau suffisamment étendue (2 à 3 cm.). Comme la cicatrice est à peu près invisible, peu importe un centimètre de plus ou de moins. On pratique une incision arciforme dans l'angle interne, au niveau de l'extrémité nasale du ligament palpébral, dont 1/3 siégera au-dessus, et 2/3 au-dessous de ce ligament. On sectionne jusqu'au ligament palpébral que l'on coupe près de son insertion à l'os ; on dissèque alors le long de la paroi nasale du sac, puis on libère le sommet du sac, en employant de préférence les ciseaux mousses. On s'attaque ensuite à la paroi temporale du sac en veillant avec grand soin au voisinage du globe et du muscle droit interne.

J'ai vu, après une extirpation du sac ayant entraîné une excision partielle de ce muscle, une paralysie complète du droit interne que je n'ai pu guérir malgré deux interventions. C'est pourquoi, il est très important d'écarter les lèvres de la plaie avec des crochets ou l'écarteur de Müller (fig. 155), ou d'Axenfeld, qui permettent de voir facilement, de tamponner soigneusement et au besoin de placer une ligature. Le sac ainsi libéré (planche XXX) peut être enfin saisi avec une forte pince, détaché de sa partie profonde et sectionné à son extrémité inférieure où il se continue avec le canal nasal.

Si l'on n'a pas réussi à disséquer la totalité du sac, on complète l'opération avec la curette tranchante. On ne doit, en effet, laisser subsister aucune partie de la muqueuse. On peut aussi curetter la partie supérieure du canal nasal, mais pas trop loin, afin d'éviter l'hémorragie dans le nez, la gorge ou le larynx.

La plaie détergée et irriguée avec du sublimé au 1/1000 peut être saupoudrée d'iodoforme, mais cela n'est pas autrement nécessaire. On suture la peau avec quelques fils profonds et un plus grand nombre de fils superficiels, on la recouvre de gaze iodoformée et on applique un pansement légèrement compressif. La guérison se produit rapidement ; on enlève les fils du sixième au septième jour et on recouvre la plaie de collodion iodoformé. Certains opérateurs préfèrent sectionner le sac avant de l'extirper. Ce procédé peut être commode pour découvrir le sac, souvent difficile à isoler dans une cavité profonde et saignante. Le sac ne saurait être manqué si l'on a soin de se régler sur le ligament palpébral, ou si l'on fait une injection dans le sac, au cours de l'opération, par un canalicule, ou si l'on incise sur un crochet à strabisme introduit par le canalicule supérieur (Terson).

L'injection du sac à la paraffine peut, lorsqu'elle réussit, être très utile, mais, à mon avis, son emploi n'est pas toujours facile, ni privé d'inconvénients.

[*Destruction du sac au thermocautère.* — Cette opération est la seule à tenter lorsqu'il existe des lésions invétérées du sac, de la peau de la région, une fistule lacrymale, ou lorsqu'on soupçonne une altération osseuse.

TECHNIQUE. — 1er *Temps.* — Découvrir le sac par une incision au niveau de sa paroi antérieure et enlever avec la

---

Planche XXX. — Fig. 1. — Extirpation du sac lacrymal chez une malade de 33 ans. Début du larmoiement il y a 6 mois. Depuis 4 mois, suppuration ; ectasie du sac. Extirpation du sac avec anesthésie locale. Guérison normale.

Fig. 2. — Le sac est extirpé.

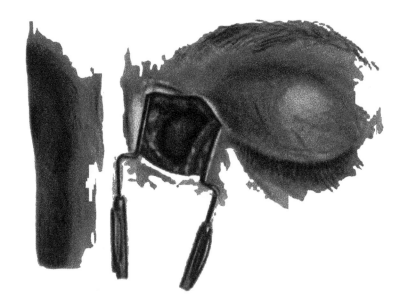

Fig 1

Fig 2

pince à griffes et les ciseaux le plus possible des tissus du
sac.

2ᵉ Temps. — Les lèvres de la plaie étant fortement écartées, on introduit le thermocautère chauffé au rouge sombre, en insistant particulièrement sur la cautérisation de la
partie inférieure (partie supérieure du canal nasal).

Cette opération donne d'excellents résultats, la cicatrice
est à peine apparente, mais il faut veiller à ce que la plaie
ne se ferme pas trop vite. On doit laisser bourgeonner du
fond vers la surface, grâce à l'introduction de mèches iodo-
formées.

Lorsque la dacryocystite est récente et qu'il n'existe pas
une ectasie considérable du sac, on peut se contenter de
pratiquer l'opération de Stilling.

Opération de Stilling. — Cette opération se pratique
à l'aide du couteau de Weber.

1ᵉʳ Temps. — Introduire le couteau de Weber dans le
canalicule (ordinairement l'inférieur) la lame en haut et
un peu en arrière. Fendre ce canalicule jusqu'au sac.

2ᵉ Temps. — Enfoncer le couteau verticalement dans le
sac, la lame en avant, en tendant fortement la commissure
externe, ce qui amène la section du ligament palpébral
interne.

3ᵉ Temps. — Ressortir le couteau en dirigeant le tranchant en dehors et en abaissant le manche. Si l'opération
a été bien faite, on peut introduire facilement une sonde
de Bowman n° 6.

De Lapersonne et Rochon-Duvigneaud (1) ont formulé
les indications du traitement des affections chroniques des
voies lacrymales.

Le traitement comporte deux méthodes principales :

1° La méthode conservatrice. — (Méthode d'Anel-

_____

(1) De Lapersonne et Rochon-Duvigneaud, Traitement chirurgical
des affections des voies lacrymales. Congrès de Madrid et *Archives
d'Ophtalmologie*, mai 1903.

Bowman), par le *cathétérisme* progressif, les injections modificatrices... s'il existe du *larmoiement simple* sans reflux à la compression du sac; par l'opération de Stilling, l'électrolyse... s'il y a du *refoulement*.

2° LA MÉTHODE DESTRUCTIVE (occlusion des voies lacrymales), par l'*extirpation du sac* en cas de *mucocèle*, de sténose fibreuse du canal, etc...; par la *destruction du sac*, avec une indication toute particulière, la présence d'une affection des voies lacrymales de nature *tuberculeuse*.

[IX. — OPÉRATIONS SUR LES GLANDES LACRYMALES

En présence d'un larmoiement persistant malgré un traitement lacrymal bien conduit, il peut être indiqué d'intervenir sur l'appareil sécréteur.

1. — ABLATION DE LA GLANDE ORBITAIRE

L'ablation de la glande orbitaire ne doit être faite contre le larmoiement que si l'extirpation de la portion palpébrale n'a pas donné le résultat attendu.

TECHNIQUE. — 1er *Temps*. — Incision de 3 centimètres au niveau du tiers externe du sourcil préalablement rasé.

2e *Temps*. — Incision du fascia orbitaire au-dessous du rebord orbitaire, la glande apparaît. On attire fortement la glande, solidement saisie avec une petite pince de Museux. On détache la glande de sa loge à l'aide de ciseaux mousses; la compression suffit en général à arrêter l'hémorragie de l'artère lacrymale. Sutures.

2. — ABLATION DE LA GLANDE PALPÉBRALE

TECHNIQUE. — 1er *Temps*. — Relever et retourner la paupière supérieure sur la corne métallique (Panas), puis, faire une incision de la conjonctive s'étendant depuis la commissure jusqu'au voisinage de la partie moyenne du cul de sac conjonctival.

2e *Temps*. —Dissection de la glande; on la saisit avec une pince à griffes ou une érigne, et on procède à la dissection avec les ciseaux courbes en commençant par le bord inférieur de la glande puis passant au bord opposé en rasant la glande pour éviter de couper la conjonctive ou de blesser le tendon du releveur. On isole ensuite l'extrémité moyenne, puis la face profonde, et l'on achève la séparation par l'extrémité interne.

Les sutures ne sont pas nécessaires.]

IX. — RECHERCHES ET INTERVENTIONS SUR CERTAINS NERFS DE L'ORBITE

1. — SECTION DU NERF FRONTAL DANS L'ORBITE

TECHNIQUE. — 1er *Temps*. — Incision le long du bord supérieur de l'orbite à 2 ou 3 mm. au-dessous de ce bord, longue de 3 à 4 centimètres, partant de l'apophyse orbitaire interne. Le bistouri divise la peau et quelques fibres de l'orbiculaire.

2e *Temps*. — Reconnaître au niveau de l'échancrure le nerf qui la traverse, on le suit en remontant et on l'isole avec la sonde cannelée ; il faut, pendant cette dénudation, raser soigneusement ce nerf et éviter d'aller se perdre dans la paroi orbitaire. Un écarteur abaisse le contenu de l'orbite et permet de poursuivre le nerf frontal jusqu'au sommet de l'orbite. L'artère est en dehors du nerf et est isolée facilement.

Le tronc du nerf est coupé le plus loin possible, puis le bout périphérique est extirpé d'arrière en avant, avec les deux branches terminales.

2. — SECTION DU NERF MAXILLAIRE SUPÉRIEUR SUR LE PLANCHER DE L'ORBITE

TECHNIQUE. — 1er *Temps*. — Letiévant recommande une incision commençant à 15 mm. de l'angle interne de l'œil, suivant sur une longueur de 3 centimètres le bord inférieur de l'orbite et pénétrant d'emblée jusqu'à l'os. Le périoste est d'abord décollé sous la lèvre inférieure de l'incision jusqu'au trou sous-orbitaire où on isole le bouquet terminal du nerf ; on décolle le périoste, en ménageant en dedans l'insertion du petit oblique ; le périoste et tout

le contenu de l'orbite sont soulevés par un large écarteur ;
on aperçoit alors la gouttière du nerf.

2ᵉ *Temps.* — Ouverture du canal osseux, où se trouve
le nerf.

3. — SECTION DU NERF NASAL EXTERNE

Cette opération a été recommandée par Badal (1) dans
certains cas de glaucome et de névralgie ciliaire.

TECHNIQUE. — Incision longue de 2 cent.; elle va de
l'angle interne à la poulie de réflexion du grand oblique
et n'intéresse que la peau et les fibres musculaires. Au-
dessous d'elle, on charge tout ce qu'on trouve au-devant
de l'os, une artériole et des veinules et à côté d'elles les
filets nerveux qui sont isolés, coupés ou arrachés.

4. — SECTION DU NERF NASAL INTERNE

TECHNIQUE. — Incision verticale, partant de l'angle
interne de l'œil, à 3 mm. au-dessus du bord libre de la
paupière supérieure et allant finir sur la partie interne de
l'arcade orbitaire, jusqu'au périoste qui est décollé d'avant
en arrière le long de la paroi interne de l'orbite; un écarteur le refoule en dehors avec le globe oculaire.

A une profondeur de 2 centimètres environ, on aperçoit
un très fin cordon blanc tendu entre les parties molles
de l'orbite et sa paroi interne où il pénètre au niveau de
la suture entre le frontal et l'unguis, c'est le nerf qu'on
charge sur un crochet à strabisme et qu'on coupe.

(1) BADAL, De l'élongation des nerfs et de ses applications au traitement des névralgies du trijumeau, *Gaz. heb. des sc. méd. de Bordeaux*, 1880-1881.

5. — *EXTIRPATION DU GANGLION CILIAIRE*

Cette opération pourrait peut-être être tentée pour remplacer l'énucléation dans le glaucome absolu. La voie d'accès sur le ganglion est loin d'être facile. Terrien (1) a proposé, pour le mettre à découvert, la technique suivante :

1er *Temps*. — Opération de Krönlein.

2e *Temps*. — Section du tendon du droit externe.

3e *Temps*. — Réclinaison forte du globe oculaire en dedans. Section de la capsule de Tenon. Découverte du nerf optique. Le paquet externe des nerfs ciliaires se présente, et à leur extrémité on aperçoit le ganglion ciliaire que l'on extirpe.

6. — *COMPLICATIONS ORBITAIRES ET OCULAIRES DES SINUSITES*

L'infection des cavités sinusiennes (maxillaires, frontales, ethmoïdales, sphénoïdales, polysinusites) est susceptible d'entraîner toute une série de complications sur lesquelles l'ophtalmologiste peut avoir, à un moment donné, à formuler son avis ou à instituer un traitement. La fréquence de ces complications est assez grande. Le professeur De Lapersonne a noté 1 cas de sinusite compliquée sur 500 malades.

Ne pouvant entrer dans le détail de ces complications, nous nous bornerons à indiquer d'une façon très sommaire la thérapeutique chirurgicale applicable aux *sinusites frontales*. « Les principales manifestations de ces sinusites (aiguës ou chroniques) se font du côté de l'orbite, aussi rien de ce qui touche au sinus frontal ne doit être indiffé-

---

(1) TERRIEN, Note sur l'extirpation du ganglion ciliaire, *Société de chirurgie*, 23 avril 1902.

rent aux ophtalmologistes (De Lapersonne)-». Nous rappellerons brièvement les 3 procédés opératoires principaux que l'on peut adopter pour accéder au sinus frontal.

Opération de Kuhnt-Luc. — Le procédé de Kuhnt-Luc s'attaque à la paroi antérieure du sinus.

Technique. — **1er Temps.** — Incision cutanée, longeant le 1/3 interne du rebord orbitaire supérieur et se prolongeant en dedans de 1 cent. sur la racine du nez; l'instrument va d'emblée jusqu'à l'os.

2e Temps. — Dénudation du frontal à la rugine et écartement des lèvres de la plaie.

3e Temps. — Ouverture du sinus.

Attaquer l'os au-dessus de la racine du nez près de la ligne médiane, à la gouge et au maillet.

4e Temps. — Destruction complète de la paroi antérieure et curettage du sinus ; emploi de la pince coupante, en respectant le rebord orbitaire, curettage complet de la cavité.

5e Temps. — Mise en communication du sinus avec la fosse nasale; attaquer le plancher près de la cloison avec des *curettes*, au niveau de l'orifice du canal fronto-nasal; on creuse à travers les cellules ethmoïdales antérieures jusqu'au méat moyen, on s'arrête quand l'orifice est assez large pour laisser passer facilement le petit doigt; la résection de la tête du cornet moyen permet d'agrandir le méat moyen.

6e Temps. — Suture de la plaie; pas de drainage ; suture de la peau.

Opération de Sieur. — La trépanation du sinus par voie orbitaire a été recommandée par Panas, Guillemain, Kuhnt, etc.

Technique. — **1er Temps.** — Incision le long du bord orbitaire partant en haut, au niveau du trou sus-orbitaire et descendant le long du bord interne de l'orbite, mettant à nu l'angle supéro-interne de la cavité orbitaire.

2° Temps. — Effondrement de la paroi inférieure du sinus à l'aide du ciseau-gouge ; exploration de la cavité sinusale.

« Ce point de départ assuré, on pourra continuer sans danger la destruction méthodique des parois antérieure ou inférieure. Il faut d'ailleurs, nous attendre à modifier l'opération, chemin faisant, suivant les surprises que nous ménage toute ouverture du sinus (diverticules multiples, communication avec les cellules ethmoïdales, avec le sinus du côté opposé, etc.). (De Lapersonne) (1). »

Opération de Killian. — Technique. — 1° Incision cutanée, suivant exactement le milieu du sourcil de son extrémité externe à son extrémité interne, puis se recourbant et s'arrêtant un peu au-dessus du niveau du bord inférieur des os propres du nez.

2° Incisions périostiques.

3° Ouverture et exploration du sinus frontal, comme dans l'opération de Luc.

4° Résection de la paroi antérieure et curettage du sinus.

5° Résection de la paroi orbitaire du sinus, en respectant un pont osseux (le rebord orbitaire).

6° Résection de l'apophyse orbitaire du maxillaire.

7° Résection des cellules ethmoïdales antérieures et moyennes et de la partie correspondante du cornet moyen.

8° Fermeture de la plaie, drainage fronto-nasal 3 à 4 jours ; sutures de la plaie cutanée.

Le procédé de Killian utilise, en somme, les deux procédés précédents (voie frontale et voie orbitaire). L'avantage de ce procédé réside surtout dans la conservation du rebord orbitaire (minimum de déformation)].

---

(1) De Lapersonne. Complications orbitaires et oculaires des sinusites, *Congrès d'ophtalmologie*, 1902.

TABLE ALPHABÉTIQUE

TABLE DES MATIÈRES

LIBRAIRIE J.-B. BAILLIÈRE ET FILS

Rue Hautefeuille. 19, près du boulevard Saint-Germain, PARIS

Traité de Médecine et de Thérapeutique, par *P. BROUARDEL*, Professeur à la Faculté de médecine de Paris, membre de l'Institut, et *A. GILBERT*, professeur à la Faculté de médecine de Paris, médecin des hôpitaux. Ouvrage complet '1902' 10 vol. in-8 (9120 pages, 630 figures)........................ **120 fr.**

Traité de Chirurgie clinique et opératoire, par *A. LE DENTU*, professeur de clinique chirurgicale à la Faculté de médecine de Paris, chirurgien de l'hôpital Necker, membre de l'Académie de médecine, et *Pierre DELBET* professeur agrégé à la Faculté de médecine de Paris, chirurgien des hôpitaux. Ouvrage complet. 1901, 10 tomes en 11 vol. in-8 (9455 pages, 1783 figures)..................... **125 fr.**

Dictionnaire de Médecine, de Chirurgie, de Pharmacie et des Sciences qui s'y rapportent, par *Émile LITTRÉ*, membre de l'Académie française et de l'Académie de médecine. Ouvrage contenant la synonymie *grecque, latine, allemande, anglaise, italienne et espagnole.* 20ᵉ *édition* mise au courant des progrès des sciences médicales et biologiques et de la pratique journalière. 1903, 1 vol. gr. in-8, 1912 pages à 2 col. avec 602 fig., cart................. **20 fr.**
Relié en demi-maroquin, plats toile..................... **25 fr.**

Le *Dictionnaire de médecine* de Littré n'est pas seulement une liste de mots accompagnés d'explications succinctes, un vocabulaire dont les définitions sont d'ailleurs irréprochables, le nom de Littré étant au point de vue philologique une garantie absolue ; il est descriptif non moins qu'explicatif, il donne le moyen de comprendre : utes les locutions usuelles dans les sciences médicales ; il permet, par la multiplicité de ses articles, d'éviter des recherches dont l'érudition la plus vaste ne saurait aujourd'hui se dispenser ; il forme en même temps une encyclopédie complète, présentant un tableau exact de nos connaissances, mis au courant des progrès de la science et des besoins usuels de la pratique journalière.

Nouveau Dictionnaire de Médecine et de Chirurgie pratiques, publié sous la direction du Dʳ *S. JACCOUD*, professeur à la Faculté de médecine de Paris, secrétaire perpétuel de l'Académie de médecine. 40 volumes in-8, comprenant ensemble 33 000 pages, avec 3 669 figures. (Au lieu de 400 fr.)...................... . **200 fr.**

Dictionnaire des Termes de Médecine, par *DE MÉRIC*. 2 vol. in-8. *Anglais-Français.* 1899, 1 vol. in-8 de 396 pages, cart...... **8 fr.**
Français-Anglais. 1899, 1 vol. in-8 de 243 pages, cart....... **6 fr.**

Guide du Médecin praticien. Aide-mémoire de médecine, de chirurgie et d'obstétrique, par le Dʳ *P. GUIBAL*. ancien interne des hôpitaux de Paris. 1903, 1 vol. in-18 de 676 pages, avec 349 fig., cartonné .... **7 fr. 50**

Présenter de façon concise et dans un petit format, toutes les connaissances de médecine, de chirurgie, d'obstétrique nécessaires au praticien, tel est le but que se propose le *Guide du Médecin praticien* du Dʳ Guibal. Mis en présence d'un cas dont le diagnostic l'embarrasse, le médecin a besoin de trouver l'*exposé des symptômes types*, qui l'*aideront à reconnaître la nature* de la maladie et à *prescrire le traitement* qui convient. Pour chaque cas, le Dʳ Guibal a donné toutes les indications permettant de faire un diagnostic ferme et de différencier l'affection étudiée des maladies qui peuvent lui ressembler. Pour chaque traitement, il donne les indications qui peuvent le fa re prescrire ou proscrire: à quel moment et dans quelles conditions faut-il intervenir, faut-il agir immédiatement ou temporiser ? Le manuel opératoire chirurgical et obstétrical est étudié en détail.

Précis d'Ophtalmologie journalière, par les Dʳˢ *PUECH* et *FRO-MAGET*. 1900, 1 vol. in-18 de 368 pages, 32 figures, cart...... **5 fr.**

Chirurgie oculaire, par le Dʳ *A. TERSON*. 1901, 1 vol. in-18 de 540 pages, avec 129 figures, cartonné.................... **7 fr. 50**

Atlas-Manuel des Maladies externes de l'Œil, par les Dʳˢ *HAAB* et *A. TERSON*. 1899, 1 vol. in-16 de 285 pages, avec 40 planches colo-riées, relié maroquin souple, tête dorée.................... **15 fr.**

Technique ophtalmologique, anesthésie, antisepsie, instruments employés en chirurgie oculaire, par le Dʳ *A. TERSON*. 1898, 1 vol. in-18 de 208 pages avec 83 figures, cart............... **4 fr.**

Thérapeutique Oculaire, par le Dʳ *TERRIEN*. 1899, 1 vol. in-16 de 96 pages, avec figures, cart...................... **1 fr. 50**

La Fatigue oculaire et le surmenage visuel par le Dʳ *L. DOR*, chef de laboratoire à la Faculté de Lyon. 1900, 1 vol. in-16, cart. **1 fr. 50**

La Pratique des Maladies des Yeux dans les Hôpitaux de Paris, par *P. LEFERT*. 1895, 1 vol. in-18 de 288 pages, cart. **3 fr.**

Traité des Maladies des Yeux, par le Dʳ *GALEZOWSKI*. 3ᵉ édi-tion. 1888, 1 vol. in-8 de 1020 pages, avec 483 fig......... **20 fr.**

Échelles optométriques et chromatiques, par le Dʳ *GALEZOWSKI*. 1883, in-8, 34 planches noires et col., cart................ **7 fr. 50**

Échelles portatives des Caractères et des Couleurs, par le Dʳ *GALEZOWSKI*. 2ᵉ édition. 1890, in-18, 38 planches, cart.. **2 fr. 50**

Hygiène de la Vue, par les Dʳˢ *GALEZOWSKI* et *KOPFF*. 1888, 1 vol. in-16 de 328 pages, avec 44 figures. .... **3 fr. 50**

Hygiène de la Vue, par le Dʳ *MAGNE*. 1 vol. in-16.... **2 fr.**

Précis d'Ophtalmologie chirurgicale, par le Dʳ *MASSELON*. 1886, 1 vol. in-18 jésus de 104 pages, avec 118 figures............. **6 fr.**

Leçons d'Ophtalmologie, par le Dʳ *BADAL*, professeur à la Faculté de médecine de Bordeaux. 1881, 1 vol. in-8 de 204 pages...... **5 fr.**

Clinique ophtalmologique, par le Dʳ *BADAL*. 1879, 1 v. in-8. **4 fr.**

Clinique ophtalmologique, par les Dʳˢ *GRAEFE* et *MEYER*. 1866, 1 vol. in-8 de 272 pages, avec figures................. **8 fr.**

Iconographie ophtalmologique, par le Dʳ *SICHEL*. 1859, in-4, 840 pages avec 80 planches coloriées .... **100 fr.**

Cristallin. par le Dʳ *CADIAT*. 1876. in-8, 80 pages, avec 2 pl. **2 fr. 50**

Anatomie pathologique de la Conjonctive granuleuse, par le Dʳ *VILLARD* 1896, gr. in-8, 143 pages, avec fig........... **3 fr. 50**

De la Granulation conjonctivale, de sa nature et de sa prophy-laxie dans les écoles, par le Dʳ *ELOUY-BEY*. 1902, gr in-8, 121 p **3 fr.**

Rétinite pigmentaire syphilitique acquise, par le Dʳ *J. MILLET*. 1899, in-8, 198 pages............................ **4 fr.**

Kystes hydatiques de l'Orbite, par le Dʳ *MANDOUR*. 1895, in-8. **3 fr.**

Des Irido-Choroïdites, par *CALDERON*. 1875, in-8, 151 p.... **3 fr.**

Ophtalmie scrofuleuse, par *D. DE FORTUNET* 1889, gr. in-8. **2 fr. 50**

Enophtalmie et Exophtalmie alternantes, par le Dʳ *J. TERSON*. 1897, gr. in-8, 54 pages......................... **1 fr. 50**

Ophtalmie sympathique, par *VIGNEAUX*. 1877, in-8, 203 p. **4 fr.**

Les Troubles visuels dans leurs rapports avec les tumeurs du chiasma, par le Dʳ *JACQUEAU*. 1896, gr in-8, 100 pages....... **3 fr.**

Atlas-Manuel d'Ophtalmoscopie, par les Drs *HAAB* et *A. TERSON.*
3e édition. 1901, 1 vol. in-16 de 276 p., avec 88 pl. col. relié. **15 fr.**

Traité iconographique d'Ophtalmoscopie, par le Dr *GALEZOWSKI.*
1885, 1 vol. in-4 de 281 pages, avec 28 planches color., cart. **35 fr.**

Atlas d'Ophtalmoscopie médicale, par le Dr *BOUCHUT.* 1876, 1 vol.
in-4, avec 14 pl. coloriées, comprenant 137 figures, cart..... **25 fr.**

L'Examen de la Vision devant les conseils de révision, par le
Dr *BARTHÉLEMY.* 1889, 1 vol. in-16, 336 p., avec fig. et pl. col. **3 fr. 50**

Examen de la Vision chez les employés de chemin de fer, par le
Dr *REDARD.* 1880, in-8, avec 4 pl. col...................... **4 fr.**

L'Acuité visuelle, par le Dr *BORDIER.* 1893, gr. in-8, 163 p. **5 fr.**

Les Anomalies de la Vision, par le Dr *A. IMBERT.* 1889, 1 vol.
in-16 de 365 pages, avec figures...................... **3 fr. 50,**

La Vision et ses Anomalies, par le Dr *GIRAUD-TEULON.* 1881, 1 vol.
gr. in-8 de 936 pages, avec 117 figures.................. **20 fr.**

**Des Troubles fonctionnels et organiques de l'Amétropie et
de la Myopie,** par le Dr *NIARD.* 1873, 1 vol. in-8......... **7 fr.**

Maladies du Larynx, du Nez et des Oreilles, par le Dr *A. CASTEX,*
2e édition. 1903, 1 vol. in-18 de 922 pages, avec 264 fig., cart. **14 fr.**

La Pratique des Maladies du Larynx, du Nez et des Oreilles,
par le professeur *P. LEFERT.* 1896, 1 vol. in-18 de 288 p., cart. **3 fr.**

Atlas-Manuel des Maladies de l'Oreille, par les Drs *POLITZER,*
BRUHL et *G. LAURENS.* 1902, 1 vol. in-16 de 395 pages, avec 88 fig. et
39 planches coloriées, relié maroquin souple, tête dorée....... **18 fr.**

Précis des Maladies de l'Oreille, par le Dr *GELLÉ.* 1885, 1 vol.
in-18 de 708 pages, avec 157 figures..................... **9 fr.**

Traité des Maladies de l'Oreille, par le Dr *BONNAFONT.* 2e édition.
1873, 1 vol. in-8 de 700 pages............................. **10 fr.**

Leçons sur les Suppurations de l'Oreille moyenne, par le
Dr *LUC.* 1900, 1 vol. in-8 de 480 pages et figures........... **10 fr.**

Oreille et Hystérie, par le Dr *CHAVANNE.* 1901, gr. in-8. **7 fr. 50**

L'Oreille, maladies chirurgicales, par les Drs *SCHWARTZE* et *RATTEL.*
1896, 2 vol. in-18, 778 pages.................... **20 fr.**

Atlas-Manuel des Maladies du Larynx, par les Drs *GRUNWALD*
et *A. CASTEX.* 2e édition, 1903, 1 vol. in-16, avec 44 pl., relié **14 fr.**

Traité des Maladies du Larynx, du pharynx et des fosses nasales,
par le Dr *LENNOX-BROWNE.* 1891, 1 vol. in-8, avec 242 fig... **12 fr.**

Paralysies du Larynx, par le Dr *DEYGAS.* 1903, gr. in-8. **6 fr.**

Tumeurs du Larynx, par le Dr *Ed. SCHWARTZ.* 1886, gr. in-8. **6 fr.**

Tubage et Trachéotomie en dehors du Croup, chez l'enfant et
chez l'adulte, par le Dr *SARGNON.* 1900, 1 vol. in-8 de 658 p. **10 fr.**

L'Intubation laryngée dans le Croup, par le Dr *HUGUES.* 1895,
gr. in-8. 150 pages .... **3 fr. 50**

Intubation du Larynx, par le Dr *FERROUD.* 1894, gr. in-8. **3 fr. 50**

Le Pharynx, par le Dr *CHAUVEAU.* 1901, 1 vol. gr. in-8... . **12 fr.**

Histoire des Maladies du Pharynx, par le Dr *CHAUVEAU.* 1901-
1902, 3 vol. in-18 de 1316 pages...................... **20 fr.**

Pathologie comparée du Pharynx, par le Dr *CHAUVEAU.* 1902,
1 vol. in-18 196 pages, avec 27 fig..................... **3 fr. 50**

Nouveaux Éléments de Pathologie chirurgicale, par *Fr. GROSS* et *J. ROHMER*, professeurs de clinique, *A. VAUTRIN* et *ANDRÉ*, professeurs agrégés à la Faculté de médecine de Nancy. *Nouvelle édition*. 1900. 4 vol. in-8, ensemble 4474 pages, reliés en maroquin souple, tête dorée.................................... **60 fr.**

Séparément : **Nouveaux Éléments de Pathologie chirurgicale générale**, 1900, 2 vol. in-8 de 800 pages.................. **14 fr.**

Aide-mémoire de Pathologie externe et de Chirurgie des régions, par le professeur *Paul LEFERT*. 4e édition. 1899, 3 vol. in-18 de 930 pages, cart.............................. **9 fr.**

Le même en 1 volume relié maroquin souple, tête dorée.. **10 fr.**

Tableaux synoptiques de Pathologie externe, par le Dr *VILLEROY*. 2e édition. 1899, 1 vol. gr. in-8 de 200 pages, cart....... **5 fr.**

Encyclopédie internationale de Chirurgie, par *DUPLAY, GOSSELIN, VERNEUIL*, professeurs à la Faculté de médecine de Paris ; *BOUILLY, P. SEGOND, NICAISE, Ed. SCHWARTZ, G. MARCHANT, PICQUÉ*, chirurgiens des hôpitaux de Paris ; *OLLIER, PONCET*, professeurs à la Faculté de médecine de Lyon ; *POUSSON* (de Bordeaux), *Maurice JEANNEL* (de Toulouse), etc. 1888, 7 vol. gr. in-8, comprenant ensemble 6680 pages, à 2 colonnes, avec 2758 figures.......... **70 fr.**

Chaque volume se vend séparément......................... **10 fr.**

Aide-mémoire de Clinique chirurgicale, par le professeur *Paul LEFERT*. 1895. 1 vol. in-18 de 308 pages, cartonné........... **3 fr.**

La Pratique journalière de la Chirurgie dans les Hôpitaux de Paris, par le prof. *Paul LEFERT*. 1894, 1 vol. in-18, cart. **3 fr.**

Consultations chirurgicales, à l'usage des praticiens, par les Drs *BRAQUEHAYE* et *de ROUVILLE*. Préface du professeur DUPLAY. 1901, 1 vol. in-8 de 350 p... **6 fr.**

La Chirurgie journalière, par le Dr *A. DESPRÈS*, chirurgien de la Charité. 4e édition. 1894, 1 vol. gr. in-8 de 874 p., avec fig.... **12 fr.**

Clinique chirurgicale, par *U. TRÉLAT*, professeur à la Faculté de médecine de Paris. 1891, 2 vol. gr. in-8 de 800 pages........ **30 fr.**

Clinique chirurgicale, par *A. RICHET* (de l'Institut). 1893, 1 vol. gr. in-8 de 700 pages..................................... **12 fr.**

Clinique chirurgicale de l'Hôtel-Dieu de Lyon, par le Dr *VALETTE*. 1875, 1 vol. in-8 de 620 pages, avec figures........ **12 fr.**

Éléments de Chirurgie clinique, par *Félix GUYON*, professeur à la Faculté de médecine de Paris. 1873, 1 vol. in-8 de 662 pages, avec 63 figures... **12 fr.**

Atlas manuel de Chirurgie orthopédique, par *LUNING* et *SCHULTHESS*. Édition française, par le Dr *Paul VILLEMIN*, chirurgien des hôpitaux de Paris. 1902, 1 vol. in-16 de 348 pages, avec 16 pl. coloriées et 250 fig., relié maroquin souple, tête dorée..... **16 fr.**

Chirurgie orthopédique, par le Dr *DE SAINT-GERMAIN*. 1873, 1 vol. in-8 de 651 pages, avec 129 figures..................... **9 fr.**

Leçons cliniques de Chirurgie orthopédique, par le Dr *PHOCAS*. 1895, 1 vol. in-8 de 524 pages....................... **8 fr.**

Tableaux synoptiques d'Exploration chirurgicale des organes, par le Dr *CHAMPEAUX*. 1901, 1 vol. gr. in-8 de 76 p., cart.... **5 fr.**

Lightning Source UK Ltd.
Milton Keynes UK
UKHW012228110219
337137UK00006B/1217/P